Necesidad de Higiene

Coordinadora Editorial: *Alba Flores Reyes*

Editor: *Diego Molina Ruiz*

Copyright © 2017 Diego Molina Ruiz (Editor)

Edita: sapientiaEd diegomolinaruiz@gmail.com

Coordinadora Editorial: Alba Flores Reyes

Diseño de portada: Diego Molina Ruiz

Imagen de portada: María López Zapata

Título de la obra: Necesidad de Higiene

Libro número 8

Serie: Notas sobre las 14 Necesidades de Virginia Henderson

Primera edición: 09/09/2017

Nº de páginas: 140

Autora: Inmaculada Cantero Corredor

Autora: Verónica Carrasco Orta

All rights reserved / Todos los derechos reservados

ISBN-10: 1976557763
ISBN-13: 978-1976557767

Edición impresa en papel y ebook disponible en:
www.amazon.com y www.amazon.es

TÍTULO DE LA OBRA:
NECESIDAD DE HIGIENE

LIBRO NÚMERO 8
SERIE: NOTAS SOBRE LAS 14 NECESIDADES DE VIRGINIA HENDERSON

AUTORAS:

INMACULADA CANTERO CORREDOR
VERÓNICA CARRASCO ORTA

EDITOR: *Diego Molina Ruiz*

PRESENTACIÓN

El arte de cuidar remota desde tiempos inmemorables, con una constante evolución de la evidencia científica, nuevos descubrimientos, técnicas así como mejoras en los procedimientos actuales.
Estamos en un momento en el que la calidad de la salud es más que la propia vida, y el equilibrio entre la mente y cuerpo es aquel que hace que una persona alcance su máximo esplendor y satisfacción en la vida. La Independencia es sinónimo de salud.
El lector puede comprobar gratamente el más actual abordaje hasta el momento de manera concisa y completa de los procedimientos en cada una de las 14 necesidades de Virginia Henderson: respiración, alimentación, eliminación, movimiento, sueño y descanso, arreglo personal, temperatura, higiene, seguridad, comunicación, creencias, crecimiento personal, entretenimiento y aprendizaje. De esta manera ayuda tanto a los estudiantes como a los profesionales a subsanar los errores que podamos estar cometiendo actualmente o a completar carencias actuales que presentemos en nuestros cuidados basados siempre en la mejor evidencia disponible.
La referencia a los cuidados está presente en todo el recorrido de la colección. Hoy en día no sería posible el abordaje del cuidado del paciente como ser biopsicosocial sin reconocer el aporte cada miembro del equipo sanitario. Por ello esta colección aporta el enriquecimiento multidisciplinar y cooperación de las diferentes categorías profesionales sanitarias. En este aspecto, en la colección se contempla una amplia visión de las actuaciones centradas en el paciente y no tanto hacia la técnica.
Nuestra profesión avanza a pasos agigantados y nosotros, como no puede ser de otra manera, con ella.
En palabras de la propia Virginia Henderson "La enfermera es temporalmente la conciencia del inconsciente, el amor de vida para el suicida, la pierna del amputado, los ojos del recientemente ciego, el medio de locomoción para el infante, y una voz para aquéllos demasiado débiles para hablar".

Alba Flores Reyes
Coordinadora Editorial

EDITOR: *Diego Molina Ruiz*

DEDICATORIA

El presente libro en particular y la colección "Notas sobre las 14 Necesidades de Virginia Henderson" a la que pertenece, en general, van dedicados a todas las personas interesadas en alguna de las necesidades que aquí se tratan. Y en particular a las personas que cuidan, sean familiares, profesionales o amigos. Y también a todas las personas interesadas en conocer o practicar todo el saber que su lectura ofrece.

¡Salud y Ánimo!

Diego Molina Ruiz

EDITOR

CONTENIDO

1	Introducción	1
2	Modelo	3
3	Anatomofisiología	5
4	Valoración	13
5	Diagnóstico	23
6	Higiene	37
7	Alteraciones	57
8	Resumen	85
9	Bibliografía	89
10	Anexos	95

AGRADECIMIENTOS

A todo el elenco de autores que han hecho posible la elaboración del presente libro y en su conjunto toda la colección que forman la serie denominada "Notas sobre las 14 Necesidades de Virginia Henderson". A su coordinadora editorial y a un equipo de profesionales que destacan por su incansable interés por indagar en éstas necesidades y la innovación basada en la evidencia. El conocimiento apoyado por la investigación y la experimentación de prácticas clínicas que conforman la experiencia del trabajo diario. Con la observación y recogida de las anotaciones necesarias para ser plasmadas y compartidas a través los textos incluidos en ésta obra.

1 INTRODUCCIÓN

El presente libro sirve como ayuda para el día a día de los profesionales de enfermería, enfocado en una de las catorce necesidades fundamentales según Virginia Henderson: la necesidad de mantener la higiene corporal y la integridad de la piel. La filosofía de Virginia Henderson es escogida en numerosas escuelas de enfermería como marco conceptual, y se utiliza frecuentemente en hospitales españoles como sistema de recogida de datos, en función de las catorce necesidades básicas que establece.

Cada necesidad está influenciada por los componentes biológicos, psicológicos, socioculturales y espirituales. Las necesidades interactúan entre ellas, por lo que no pueden entenderse aisladas. Todos los seres humanos tienen las mismas necesidades comunes de satisfacer, independientemente de la situación en que se encuentre cada uno de ellos, sin embargo, puede variar el modo de satisfacerlas por cuestiones culturales, motivaciones, estilos de vida, etc.

Con este libro pretendemos conseguir que se conozca con nuestra valoración enfermera la idoneidad de la higiene de la persona, la capacidad que posee para su ejecución y evaluar la integridad de la piel y mucosas. Normalmente, esta necesidad está satisfecha por la persona cuando ésta tiene el conocimiento, la fuerza y la voluntad para cubrirla (persona independiente); por el contrario, cuando la persona es dependiente por causas físicas, psicológicas o por falta de conocimiento, es en ese momento cuando la enfermería en colaboración con otros miembros no enfermeros (auxiliar de enfermería), tienen que ayudar o suplir a la persona para que pueda tener dicha necesidad cubierta. Todo ello mediante una serie de procedimientos y técnicas abordadas mediante un equipo multidisciplinar y trabajo de cooperación entre diferentes categorías profesionales.

También pretendemos mejorar la calidad científico-técnica de los cuidados que se prestan, proporcionando a los profesionales sanitarios herramientas que les permitan, desde la perspectiva del cuidado, un abordaje integral y continuo de los diferentes problemas que plantea la población en relación con la necesidad que estamos abordando.

Esta necesidad la posee el individuo para conseguir un cuerpo aseado, tener una apariencia cuidada y mantener la piel sana, con la finalidad que esta actúe como protección contra cualquier agente externo. Sin embargo, en ocasiones, la desconexión del medio social, conlleva que los enfermos olviden su higiene personal, presentando un aspecto externo descuidado. Por ello, el paciente necesita apoyo en el cuidado de la higiene personal, fundamentalmente cuando presenta padecimientos agudos o que esté imposibilitado para realizar movimientos.

Se van a exponer aquellas alteraciones de la integridad cutánea que desembocan en lesiones de diferente etiología. Dichas lesiones cutáneas van a ser expuestas en el presente libro, incluyéndose: úlceras vasculares, úlceras por presión, traumatismos, quemaduras, heridas y sus correspondientes definiciones, factores de riesgo, cuidados y tratamientos entre otros aspectos.

2 MODELO

Virginia Henderson nació en 1897 y muere en marzo de 1996; fue la quinta de ocho hermanos. Nacida en Kansas City[1].

Durante la primera Guerra Mundial, Henderson desarrolló su interés por la Enfermería, debido a la asistencia al personal militar enfermo y herido durante la I Guerra Mundial. En 1918 ingresó en la Army School of Nursing de Washington D.C. Se graduó en 1921 y aceptó el puesto de enfermera de plantilla en el Henry Street Visiting Nurse Service de Nueva York. En 1929 Henderson trabajó como supervisora docente y ha tenido una larga trayectoria como investigadora y autora. Henderson desarrolla sus ideas motivada por sus preocupaciones sobre las funciones de las enfermeras y su situación jurídica. En 1955 publicó su "Definición de Enfermería" y en 1966 perfiló su Definición en el libro: "The Nature of Nursing"[1].

Como exponen Fernández y Luis (2005), "una de las características definitorias de una disciplina profesional es la de utilizar una metodología propia para resolver los problemas de su competencia", por lo tanto la enfermería debe cumplir este objetivo a través de una metodología científica aplicable al ámbito de su profesión[2]. Los modelos conceptuales son por tanto una construcción mental de una realidad concreta y guiarán la práctica profesional. Un modelo conceptual ofrece una perspectiva única a partir de la cual las/los enfermeras/os podrán desarrollar conocimientos que le servirán para su práctica[3].

Según Virginia Henderson "La enfermera asiste al individuo sano o enfermo en la realización de actividades que contribuyen a su salud o recuperación (o a una muerte placentera) y que él llevaría a cabo sin ayuda, si tuviera la fuerza, la voluntad o el conocimiento necesario, para que adquiera la independencia lo más rápidamente posible".

"La enfermería es arte y ciencia, teniendo un papel estelar tanto en prevenir y evitar al paciente padecimientos a la hora de su muerte, considera además al paciente como un ser biopsicosocial siendo junto a su familia una unidad" (Henderson, 1966)[3].

Uno de los modelos de cuidados que mayor aceptación tiene en nuestro entorno es el Modelo de Enfermería de Virginia Henderson. Sus investigaciones han contribuido al desarrollo de conocimientos de la disciplina enfermera, orientando los fenómenos y conduciendo a la formación de los modelos teóricos. Salud, Persona, Ambiente y Cuidado o rol de la disciplina, engloban los Modelos Conceptuales, definiéndose como[3]:

- La Salud: se equipara con la satisfacción adecuada de las 14 necesidades básicas del paciente, mediante acciones realizadas por el propio paciente o por la enfermera cuando existe una falta de fuerza, conocimiento y voluntad.
- Persona: Ser biopsicosocial, cultural y espiritual que tiende a la independencia.
- Ambiente: Factores intrínsecos y extrínsecos de la persona, incluye la familia.
- Cuidado o rol de la disciplina: Es el servicio de ayuda a la persona en la satisfacción de sus necesidades básicas.

El modelo de cuidados de Virginia Henderson pertenece a La Enfermería Humanista según lo han clasificado las teoristas, ya que considera la profesión enfermera como una ciencia y un arte. Se encuentra entre aquellos modelos que parten de la teoría de las necesidades humanas para la vida y la salud como núcleo central para la actuación enfermera. La función de la enfermera consiste en la "tendencia de suplencia o ayuda" que trata sobre la realización de las acciones que el paciente no puede llevar a cabo en un determinado momento del ciclo vital (enfermedad, infancia o edad avanzada)[1].

Henderson hace referencia a la relación de interdependencia de la enfermería con el resto de los profesionales sanitarios[1].

El modelo de Virginia Henderson es uno de los modelos que presenta una mayor aceptación y aplicabilidad dentro del ámbito de la enfermería, debido a que este modelo es totalmente compatible con el proceso enfermero (PE). Además de considerar el uso de los lenguajes estandarizados NANDA, NOC y NIC[1].

Henderson considera que la persona, tiene 14 necesidades básicas que comprenden los componentes de los cuidados de Enfermería, "son necesidades vitales, y comprenden todo aquello que es esencial al ser humano para mantenerse vivo o asegurar su bienestar". Estas necesidades básicas son comunes a todos los individuos *(Véase Anexo 1)*[3]

3 ANATOMOFISIOLOGÍA

La piel (también conocida como sistema tegumentario), es el órgano más extenso del cuerpo, fino y uno de los más importantes del cuerpo humano. Constituyendo el 16% del peso corporal y con una superficie de 1,8 m². Es un complejo anatómico y funcional ligado a la fisiología y a la patología de todo el organismo. Como tal, desempeña un papel fundamental en la protección contra las fuerzas mecánicas, las infecciones, el desequilibrio de fluidos y la desregulación térmica. Al mismo tiempo, permite flexibilidad para permitir la función de la articulación en algunas áreas del cuerpo y una fijación más rígida para impedir el desplazamiento de la palma o de la planta del pie[4].

3.1 Estructura de la piel
Es fundamental que conozcamos algunas cosas de nuestra piel para poderla cuidar mejor ya que la piel es el órgano más expuesto a sufrir enfermedades y agresiones del exterior[4].

La piel está compuesta por tres capas estructurales principales de más externa a más interna: Epidermis, Dermis e Hipodermis. Cabello, uñas, glándulas sebáceas, sudor y apocrino se consideran derivados de la piel (*Véase Anexo 2*).[4]

- La epidermis:

Es una capa epitelial, exterior y fina (la epidermis varía en grosor desde 0,05 mm en los párpados hasta 0.8 ± 1.5 mm en las plantas de los pies y palmas de la mano) que sirve como barrera física y química entre el cuerpo y el ambiente exterior. La epidermis es epitelio escamoso estratificado. Las principales funciones de la epidermis son[4]:

☐ Protegernos de la radiación solar, bacterias y alérgenos.

- Función barrera.
- Control de la pérdida de agua.

Las células principales de la epidermis son:
- Los "queratinocitos" (son las células predominantes de la epidermis, aproximadamente el 90%), que sintetizan la proteína queratina, la cual estimula el crecimiento de células epiteliales en la piel y su función principal es protegernos del ambiente externo gracias al estrato corneo (capa más externa de la epidermis)[4].
- Los puentes proteicos, denominados "desmosomas" que conectan los queratinocitos, están en un estado constante de transición de las capas más profundas a las superficiales[4].
- En la epidermis también nos encontramos los "melanocitos", células especializadas en la producción de melanina, pigmento responsable de la coloración de la piel, los ojos y el pelo[5].
- Células de Langerhans: actúan en los fenómenos de respuesta inmunitaria[5].
- Células de Merkel: participa en la sensibilidad del tacto[6].

Desde las capas inferiores hacia la superficie, las cuatro capas de la epidermis son[4]:
- Estrato basal (o capa de células germinativas).
- Estrato espinoso (capa espinosa).
- Estrato granuloso (capa celular granular).
- Estrato córneo (capa córnea).

- La dermis:

La dermis varía en grosor, desde 0,6 mm en los párpados hasta 3 mm en la espalda, las palmas de las manos y las plantas de los pies. Se encuentra por debajo de la epidermis y constituye la principal capa de la piel[4]. La dermis está vascularizada por una red de capilares. La epidermis no tiene vascularización y se alimenta de la red de capilares de la dermis. El aporte sanguíneo de la piel proviene de unas ramificaciones de las arterias más grandes del tejido subcutáneo, cuando estas ramificaciones llegan a la dermis, forman una red de capilares, desempeñando estos capilares un papel importante en la cicatrización y en la regulación térmica[6].

La dermis está compuesta por una extensa red de vasos, nervios y las células principales de la dermis son los "fibroblastos", responsables de la secreción de las fibras de elastina y de colágeno. Además, existen células endoteliales, mastocitos y en casos de activación del sistema inmune (defensa natural del cuerpo contra las infecciones), macrófagos, linfocitos y leucocitos[4].

La dermis está formada por dos capas:

- Dermis papilar o superficial: formada por tejido conectivo laxo.
- Dermis reticular: formada por tejido conectivo denso con fibras de colágeno y fibras elásticas[6].

En la dermis se alojan los anejos cutáneos:

- Glándulas sudoríparas: la sudoración es uno de los mecanismos de refrigeración del cuerpo humano.
- Glándulas sebáceas: segregan sebo, de la producción de este depende el pH y la humedad de la piel.
- Folículos pilosos: producen pelo que ayuda a aislar y regular la temperatura corporal.
- Cuerpos sensoriales: proporcionan información acerca de: tacto, presión, dolor, vibración y temperatura.
- Las principales funciones de la dermis son:
- Resistencia y soporte.
- Elasticidad.
- Regulación de la temperatura corporal[6].

- La hipodermis:

Es la capa más profunda. Situada debajo de la dermis, está compuesta principalmente por tejido adiposo, formado mayoritariamente por los "adipocitos" que constituyen entre el 60-70%, de su estructura.

Las principales funciones del tejido adiposo son: Almacenar energía, proporcionar aislamiento térmico y amortiguación. Protección ósea. En la actualidad también se acepta que posee funciones endocrinas y paracrinas[7].

- Tipos de tejido adiposo:

  o Tejido adiposo blanco: es el tejido más abundante en los adultos. Estructuralmente es unilocular (estructura intracelular uniforme). El tejido adiposo blanco está muy vascularizado ya que cada célula está en contacto con al menos un capilar. Este tejido se encuentra distribuido como grasa subcutánea y como panículo adiposo en el mesenterio y en la zona retroperitoneal (tejido adiposo visceral)[7].

  o Tejido adiposo pardo: principalmente se sitúa alrededor del cuello y en los neonatos en los grandes vasos sanguíneos del tórax, cuya función es mantener la temperatura corporal. Este tejido es reemplazo por el tejido adiposo blanco en la edad adulta[7].

3.2 Funciones de la piel

Estas funciones son las siguientes:
- Función protectora: ante las agresiones físicas, químicas y microbiológicas, así como de la radiación ultravioleta.
- Función de percepción sensorial: es un importante medio de comunicación entre el individuo y el mundo que lo rodea.
- Función termorreguladora (aislamiento térmico).
- Función inmunológica: es el mecanismo de resistencia frente a infecciones[8].

3.3 Factores que influyen en el antenimiento de la higiene personal e integridad de la Piel.

3.3.1 Fisiológicos:

- Edad:

Al nacer la piel es fina y va aumentando el grosor hasta la edad adulta. La piel del recién nacido está recubierta de una sustancia llamada "vérnix caseosa" que sirve como protección de la piel. En el primer mes de vida, la piel del recién nacido sufre varias modificaciones para adaptarse a la vida en el medio ambiente exterior[9].

Los principales efectos del envejecimiento sobre la piel son: el adelgazamiento de la piel, xerosis, laxitud, arrugas y atrofia, que da lugar a la prominencia de la vasos sanguíneos, las fibras elásticas pierden elasticidad y a una mayor fragilidad cutánea. Una disminución de las glándulas sebáceas que provoca mayor número de insolaciones y una reducción del número de melanocitos. También se produce una disminución de la actividad inmunitaria de la piel[10,11].

- Nutrición:

Existen claras evidencias de la relación existente entre el estado nutricional y la cicatrización de la piel, así la malnutrición impide o retrasa el proceso natural de cicatrización, pues se altera la síntesis de colágeno y desciende la cantidad de fibroblastos, igualmente se debilita el sistema inmunitario ocasionando por tanto mayor número de infecciones. Otras alteraciones nutricionales tales como el sobrepeso y la obesidad están asociadas con otras enfermedades, sobre todo de tipo cardiovasculares y metabólicas, las cuales producen un aumento del riesgo de desarrollar úlceras arteriales, venosas y del pie diabético[12].

- Problemas de Salud:

Diferentes factores fisiopatológicos contribuyen a la aparición de alteraciones cutáneas como pueden ser:
- Trastorno en el transporte de oxígeno (ejemplo: trastornos vasculares periféricos).
- Trastornos inmunológicos (ejemplo: cáncer, infección).
- Deficiencias motoras (parálisis, paresia).
- Deficiencias sensoriales (perdida de sensación dolorosa).
- Alteración de la eliminación (urinaria/intestinal), entre otros[13].

3.3.2 Situacionales:

Los hábitos higiénicos pueden interferir en el proceso de cicatrización de heridas, estos hábitos por desgracia se ven gravemente comprometidos en las siguientes situaciones[14]:

- Dependencia:

La dependencia puede definirse como el resultado de un proceso que se inicia con la aparición de un déficit en el funcionamiento corporal, este déficit comporta una limitación en la actividad, la que provoca una restricción que desemboca en la dependencia y por tanto en la necesidad de ayuda o suplencia para realizar las actividades básicas de la vida diaria (ABVD). Existe una serie de factores de riesgo que pueden contribuir al desarrollo de esta dependencia tales como: la edad y la capacidad física mermada son factores de riesgo permanentes para caer en dicha condición, a los que se pueden añadir el cáncer, enfermedades cardiovasculares, demencias y parkinson. Dicha dependencia, es consecuencia de un déficit en el funcionamiento corporal, este déficit da lugar a una limitación en la actividad para mantener la higiene corporal, la cual ocasiona una restricción y por ello la necesidad de ayuda para realizar las actividades básicas de la vida diaria (ABVD). La calidad de vida de una persona se encuentra determinada por la situación de dependencia o la pérdida de autonomía para las (ABVD)[15].

En relación con la situación de dependencia, se debe tener en cuenta, que si la persona se encuentra en su domicilio la repercusión en la familia es enorme por la cantidad de cuidados que necesitan, por el contrario, si está ingresada en un centro hospitalario se prolonga su estancia en el mismo, aumentando el trabajo del personal de enfermería, aumentando su estancia y el costo a la sociedad[13].

- Inmovilidad:

El inmovilismo es uno de los factores más importantes y determinantes para la presencia de lesiones cutáneas como por ejemplo las ulceras por presión (UPP). Los pacientes encamados están expuestos a enfermedades resultantes de la hipoxia tisular que desemboca rápidamente en necrosis tisular. Los enfermos que tienen mayor grado de inmovilidad presentan mayor grado de dependencia. Como consecuencia de la situación de inmovilidad, es totalmente recomendable la realización de cambios posturales[15].

Los cambios posturales permiten reducir la duración y la magnitud de la presión sobre las zonas más frágiles del cuerpo. Se debe tener en cuenta lo siguiente: presiones elevadas sobre prominencias óseas durante un corto periodo de tiempo, al igual que resultan igualmente dañinas bajas presiones sobre prominencias óseas durante un largo periodo de tiempo. Por ello, para disminuir el riesgo del individuo de desarrollar lesiones cutáneas, es de vital importancia reducir el tiempo y la cantidad de presión a los que está expuesto, por tanto es muy importante realizar cambios posturales[16].

Cada vez es mayor el número de personas en domicilio con dependencia severa o total y por tanto con inmovilidad, institucionalizados o en unidades de cuidados intensivos, debido a este incremento, los cambios posturales son tan necesarios como a la misma vez insuficientes, estando condicionada su efectividad entre otros aspectos por:

- La dificultad para su realización periódica.
- La utilización de posiciones posiblemente iatrogénicas.
- Su realización de manera inadecuada.
- La imposibilidad o dificultar de realizarlos en muchos pacientes a causa de diferentes patologías (cirugía cardíaca, obesidad mórbida, compromiso respiratorio, politraumatizados)[16].

Es recomendable hacer los cambios posturales alternando entre decúbito lateral derecho, supino y lateral izquierdo, utilizando como posición decúbito supino la de semi-Fowler de 30 grados. Para realizar correctamente estos cambios posturales es muy importante al movilizar a la persona, evitar la fricción y los movimientos de cizalla[16].

Con respecto a la elección de frecuencia de cambios posturales deberá tenerse en cuenta las siguientes situaciones:

- El individuo y su situación, siendo necesario valorar la tolerancia al tejido del individuo, su grado de actividad y movilidad, su estado de salud general, los objetivos globales del tratamiento, la evaluación del estado de la piel de la persona y su bienestar en general. En caso de que la respuesta no sea la esperada, habrá que reconsiderar la frecuencia y el método empleado[16].
- De la superficie de apoyo que se esté utilizando. La frecuencia de cambios posturales debe realizarse un mayor número de veces en pacientes que están en un

colchón convencional, y menor frecuencia en aquellos que están sobre Superficies Especiales para el manejo de la presión (SEMP) que redistribuya la presión o de alivio de la presión. Todo paciente con riesgo de alteraciones cutáneas que necesite una SEMP en decúbito, también, la necesita para estar sentado *(Véase Anexo 3)*[16].

3.3.3 Socioeconómicos:
Para un correcto estado de la piel e higiene corporal es necesario un entorno óptimo de cuidados: tanto recursos sociales como económicos.

- Sociales:

Apoyo de cuidadores y que posean las actitudes, habilidades y conocimientos necesarios para aplicar las acciones preventivas o en su defecto el correspondiente plan de cuidados. También es importante que se valore la motivación del cuidador, la capacidad para aprender y asumir el cuidado. Se debe incluir el papel del trabajador social en diferentes situaciones tales como: disfuncionalidad familiar, apoyo familiar insuficiente o la escasez de recursos sociosanitarios para el paciente[17].

- Económicos:

Situación socioeconómica del paciente, prestaciones económicas o de ayuda por parte de la Seguridad Social, ayudas técnicas (por ejemplo: reestructuración de las condiciones de la vivienda adaptándola al estado del paciente, colchones antiescaras, prótesis, dispositivos de apoyo, etc.)[17].

4 VALORACIÓN

4.1 Factores a tener en cuenta en su Valoración.

La exploración de la piel se efectúa mediante la inspección y palpación. Los instrumentos más importantes para ello son los propios ojos y la facultad de observación.

Es importante llevar a cabo un examen visual global, breve, pero cuidadoso, de la piel de todo el cuerpo; para ello es esencial contar con una iluminación apropiada, como la luz del día para determinar así las variaciones de color y sobre todo la ictericia.

La valoración del riesgo que tiene un paciente de desarrollar lesiones cutáneas entre otras, es por tanto, un aspecto clave en la prevención. El objetivo de la valoración de riesgo es la identificación de los individuos que necesitan medidas de prevención y la identificación de los factores específicos que los ponen en situación de riesgo[18].

A medida que se examina la piel, se debe tener en cuenta[18]:
- Descripción y localización de la lesión:
    - Extensión.
    - Tamaño.
    - Profundidad.
    - Coloración de los tejidos.
- Estudio de la piel y los tejidos circundantes:

    - Color: pigmentada, pálida, cianosis, sonrosada.
    - Textura: (ruda, gruesa, fina).
    - Turgencia: (buena, mala).
    - Temperatura: fría (<37º) Caliente (>37º). Normal.
    - Edema: grado y localización.

- Dolor: localización e irradiación.
- Factores que contribuyen al desarrollo o destrucción de los tejidos, (teniendo en cuenta):
  - ☐ Trastornos sensoriales: disminución del nivel de conciencia, confusión, hipostesia, parestesias.
  - ☐ Inmovilidad.
  - ☐ Irritantes químicos, incontinencia (heces, orina).
  - ☐ Estado nutricional: como delgadez, obesidad, deshidratación.
  - ☐ Enfermedades que pueden favorecer las lesiones hísticas: tales como los trastornos neurológicos, vasculares, endocrinos (diabetes mellitus), cáncer, infecciones, alteraciones nutricionales y/o de hidratación.
  - ☐ Hábitos higiénicos inadecuados o insuficientes: utilización de jabones, hidratación de la piel, secado de pliegues, etc.
- Desconocimiento de los factores que amenazan la integridad de los tejidos y la forma de evitarlos.
- Tratamientos:
  - ☐ Mecánicos: escayola, férulas, tracciones, prótesis, sondas, tubos endotraqueales.
  - ☐ Farmacológico.
- Efectos sobre el estilo de vida.
  - ☐ Laborales.
  - ☐ Económicos.
  - ☐ Sexuales.
  - ☐ Sociales.

Se recomienda realizar una valoración del riego en todas las personas en su primer contacto con el sistema sanitario, tanto en hospitales, en centros geriátricos o en pacientes atendidos en sus domicilios[18].

4.2 Escalas de Valoración Validadas.

Una escala de valoración del riesgo de desarrollar ulceras por presión (EVRUPP), es un instrumento que establece una puntuación o probabilidad de riego a desarrollar úlceras por presión en un paciente en función de una serie de parámetros considerados como factores de riesgo[19].

La primera escala de valoración de riesgo de desarrollar una ulcera por presión descrita en la literatura fue desarrollada en 1962 por Doreen Norton, junto con McLaren y Exton-Smith en el curso de investigación sobre pacientes geriátricos. De la escala de Norton se han derivado múltiples escalas (Gosnell, Ek, Nova, EMINA, etc.) aunque otras autoras han utilizado diferentes criterios para desarrollar sus escalas, como Waterlow, Cubbin-Jackson, etc[19].

Especialmente importante en este aspecto han sido Barbara Braden que junto a Nancy Bergmstrom desarrollaron su escala a través de un esquema conceptual en el que reseñaron, ordenaron y relacionaron los conocimientos existentes sobre las ulceras por presión, lo que les permitió definir las bases de una EVRUPP[19].

- Criterios mínimos necesarios para evaluar y validar una escala:

    - Alta sensibilidad: Se define como la habilidad de un test o escala para identificar correctamente a los pacientes que tienen la enfermedad o condición entre todos los de riesgo.
    - Alta especificidad: incluye la habilidad del test o escala para identificar correctamente a los pacientes que no tienen la enfermedad o condición entre todos los que no son de riesgo.
    - Buen valor predictivo: tanto positivo, entendido como cuantos de los pacientes con ulcera han sido catalogados de riesgo entre el total que la desarrollan, como negativo, se entiende como cuantos pacientes sin ulcera, han sido catalogados sin riesgo entre el total de los que no la han desarrollado.
    - Que presente criterios claros y definidos que eviten al máximo la variabilidad interobservadores.
    - Aplicable en los diferentes contextos asistenciales.
    - Ser fácil de usar[19].

- Los objetivos de la aplicación de una escala de valoración del riesgo de UPP son:

    - Identificar de forma precoz los pacientes que pueden presentar UPP, en base la presencia de factores de riesgo.
    - Proporcionar un criterio objetivo para la aplicación de medidas preventivas en función del nivel de riesgo.
    - Clasificar a los pacientes en función del grado de riesgo, con fines de estudios epidemiológicos y/o efectividad[19].

- Además una revisión reciente encuentra cinco ventajas adicionales al uso de escalas de valoración de riesgo:

    - Asegura la asignación eficiente y efectiva de recursos preventivos limitados.

☐ Permite el ajuste de casos en función del riesgo en estudios epidemiológicos.
☐ Facilita el desarrollo de protocolos de valoración de riesgo.
☐ Sirve como prueba en casos de litigios.
☐ Sirve de soporte de las decisiones clínicas[18].

- Las escalas de valoración más conocidas y las que se ponen en marcha en los centros de hospitalización son las siguientes:

    ☐ Escala de Norton.

Fue desarrollada en 1962 por Norton, McLaren y Exton-Smith en el curso de investigación sobre pacientes geriátricos. A partir de esa fecha la escala de Norton ha alcanzado una importante difusión en todo el mundo[18].

Esta escala considera cinco parámetros: estado físico general, estado mental, incontinencia, movilidad y actividad. Es una escala negativa, de forma que una menor puntuación indica mayor riesgo.

Cada uno de los aspectos se valora en cuatro categorías con una puntuación que va desde 1 a 4, siendo "1" el que corresponde a un mayor deterioro y "4" el que corresponde a un menor deterioro. La puntuación que se puede obtener oscila entre "5" (máximo riesgo) y "20" (mínimo riesgo). Se considera que una puntuación por debajo de "16" supone una situación de riesgo[18].

La clasificación de riesgo según la escala sería:
o Índice de 5 a 11, muy alto riesgo.
o Índice de 12 a 16, riesgo evidente.
o Índice > 16, riesgo mínimo/ no riesgo[18].

En su formulación original su puntuación de corte eran los 14, aunque posteriormente, en 1987, Norton propuso modificar el punto de corte situándolo en 16.

Se consideran personas en riesgo:

- Las que tienen parálisis cerebral o lesión medular debido a su extensa perdida de función sensorial y motora.
- Las que tienen una disminución del nivel de conciencia por cualquier causa, dado que las percepciones normales que estimulan los cambios de postura están reducidas o ausentes.
- Las que tienen deficiencia del estado nutricional o dieta insuficiente de aporte proteico.
- Las que tienen más de 85 años, debido a la mayor

frecuencia de los problemas de movilidad, incontinencia, delgadez y disminución de la capacidad del sistema circulatorio.
- Las que están encamadas o en silla de ruedas, especialmente si dependen de los demás para moverse[18].

☐ Escala EMINA.

Es una escala elaborada y validada por el grupo de enfermería del Instituto Catalán de la Salud para el seguimiento de las ulceras por presión.
Contempla cinco factores de riesgo: estado mental, movilidad, incontinencia, nutrición y actividad; puntuados de 0 a 3 cada uno de ellos. Con la letra de cada factor se le ha dado nombre a la escala (EMINA).
Tiene una buena definición operativa de términos lo que hace que disminuya la variabilidad de interobservadores. Su punto de corte está en 4, aunque otras investigaciones sugieren que para hospitales de media estancia el punto de corte debería ser de 5[18].

☐ Escala de Waterlow.

Fue desarrollada en Inglaterra en 1985 a partir de un estudio de prevalencia de UPP, en el que se encontró que la escala de Norton no clasificaba en el grupo de riesgo a muchos pacientes que finalmente presentaban úlceras.
Tras revisar los factores que intervienen en la etiología y la patogénesis de las UPP, Waterlow presentó una escala con seis sub-escalas: relación talla/peso, continencia, aspecto de la piel, movilidad, edad/sexo, apetito, y 4 categorías de otros factores de riesgo (la malnutrición tisular, déficit neurológico, cirugía y medicación)[18].

☐ Escala de Braden.

Fue desarrollada en 1985 en Estados Unidos, en el contexto de un proyecto de investigación en centros socio sanitarios como intento de dar respuesta a algunas de las limitaciones de la Escala de Norton.
Bárbara Braden y Nancy Bergstrom desarrollaron su escala a través de un esquema conceptual en el que reseñaron, ordenaron y relacionaron los conocimientos existentes sobre UPP, lo que les permitió definir las bases de una EVRUPP.
Consta de seis sub-escalas: percepción sensorial, exposición de la piel a la humedad, actividad física, movilidad, nutrición, roce y peligro de lesiones cutáneas. Los tres primeros subíndices miden factores relacionados con la exposición a la presión intensa y prolongada, mientras que los otros tres están en relación con la tolerancia de los tejidos de la misma *(Véase Anexo*

4)[18].

Rango de puntuación: 6 a 23 puntos.
Puntos de corte:
- Menor o igual a 16: riesgo bajo
- Menor o igual a 14: riesgo moderado
- Menor o igual a 12: riesgo alto

- Definición de términos.

    - Percepción sensorial: Capacidad para reaccionar ante una molestia relacionada con la presión.

        - Completamente limitada: Al tener disminuido el nivel de conciencia o estar sedado, el paciente no reacciona ante estímulos dolorosos o capacidad limitada de sentir la mayor parte del cuerpo.
        - Muy limitada: Reacciona solo ante estímulos dolorosos. No puede comunicar su malestar excepto mediante quejidos o agitación o presenta un déficit sensorial que limita la capacidad de percibir dolor o molestias en más de la mitad del cuerpo.
        - Ligeramente limitada: Reacciona ante órdenes verbales pero no siempre puede comunicar sus molestias o la necesidad de que le cambien de posición o presenta alguna dificultad sensorial que limita su capacidad para sentir dolor o malestar en al menos una de las extremidades.
        - Sin limitaciones: Responde a órdenes verbales. No presenta déficit sensorial que pueda limitar su capacidad de expresar o sentir dolor o malestar[19].

    - Exposición a la humedad: nivel de exposición de la piel a la humedad.

        - Constantemente húmeda: Cuando la piel se encuentra constantemente expuesta a la humedad por sudoración, orina, etc. Se detecta humedad cada vez que se mueve o gira el paciente.
        - A menudo húmeda: la piel está a menudo, pero no siempre húmeda. La ropa de cama se ha de cambiar al menos una vez en cada turno.
        - Ocasionalmente húmeda: Cuando requiere un cambio suplementario de ropa de cama aproximadamente una

vez al día.
- Raramente húmeda: La piel esta generalmente seca. La ropa de cama se cambia de acuerdo con los intervalos fijados para los cambios de rutina[19].

☐ Actividad: Nivel de actividad física.

- Encamado/a.
- En silla: Paciente que no puede andar o con deambulación muy limitada. No puede sostener su propio peso y/o necesita ayuda para moverse de un sitio a otro.
- Deambula ocasionalmente: Deambula con o sin ayuda, durante el día pero para distancias muy cortas. Pasa la mayor parte de las horas diurnas en la cama o en silla de ruedas.
- Deambula frecuentemente: Deambula fuera de la habitación al menos dos veces al día; y dentro, al menos dos horas durante las horas de paseo[19].

☐ Movilidad: Capacidad para cambiar y controlar la posición del cuerpo.

- Completamente inmóvil: sin ayuda no puede realizar ningún cambio en la posición del cuerpo o de alguna extremidad.
- Muy limitada: ocasionalmente efectúa ligeros cambios en la posición del cuerpo o de las extremidades, pero no es capaz de hacer cambios frecuentes o significativos por sí solo/a.
- Ligeramente limitada: efectúa con frecuencia ligeros cambios en la posición del cuerpo o de las extremidades por si solo/a.
- Sin limitaciones: efectúa ligeros cambios de posición sin ayuda[19].

☐ Nutrición: Patrón usual de ingesta de alimentos.

- Muy pobre: Nunca ingiere una comida completa. Diariamente come dos servicios o menos con aporte proteico (carne o productos lácteos). Bebe poco líquido. No toma suplementos dietéticos líquidos, o está en ayunas y /o en dieta líquida o sueros más de

cinco días.
- ○ Probablemente inadecuada: Raramente come una comida completa y generalmente come solo la mitad de los alimentos que se le ofrecen. La ingesta proteica incluye solo tres servicios de carne o productos lácteos por día. Ocasionalmente toma un suplemento dietético, o recibe menos cantidad optima de una dieta líquida o por sonda nasogástrica.
- ○ Adecuada: Toma más de la mitad de la mayoría de las comidas. Ocasionalmente puede rehusar una comida pero tomará un suplemento dietético si se le ofrece, o recibe nutrición por sonda nasogástrica o por vía parenteral, cubriendo la mayoría de sus necesidades nutricionales.
- ○ Excelente: Ingiere la mayor parte de cada comida. Nunca rehúsa una comida. Habitualmente come un total de cuatro servicios de carne y/o productos lácteos. Ocasionalmente come entre horas. No requiere suplementos dietéticos[19].

☐ Roce y peligro de lesiones:

- ○ Problema: requiere una moderada y máxima asistencia para ser movido. Es imposible levantarlo/a completamente sin que se produzca un deslizamiento entre las sábanas. Frecuentemente se desliza hacia abajo en la cama o en la silla, requiriendo frecuentes reposicionamientos con máxima ayuda. La existencia de espasticidad, contracturas o agitación producen un roce casi constante.
- ○ Problema potencial: se mueve muy débilmente o requiere una mínima asistencia. Durante los movimientos de la piel probablemente roza contra parte de las sabanas, silla, sistemas de sujeción o en la cama, aunque en ocasiones puede resbalar hacia abajo.
- ○ No existe problema aparente: Se mueve en la cama y en la silla con independencia y tiene suficiente fuerza muscular para levantarse completamente. En todo momento mantiene una buena posición[19].

☐ Escala de Cubbin-Jackson.

Se trata de una EVRUPP desarrollada de forma específica para pacientes críticos. Consta de 10 parámetros en total que puntúan de 1 a 4 (edad, peso, estado de la piel, estado mental, movilidad, estado hemodinámica, respiración, nutrición, incontinencia e higiene). Es una escala compleja y difícil de utilizar *(Véase Anexo 5)*[19].

22

5 DIAGNÓSTICO

5.1 Proceso Enfermero.

Remontándonos a una revisión histórica, podemos encontrar autores como Franco Olea & Sánchez Del Carpio (1975) afirmando que las ciencias en general se han preocupado por utilizar el método científico, en especial, aquellas que se basan en una evidencia lógica y en la experimentación, han creado métodos relacionados con sus propósitos profesionales[3].

La ciencia enfermera no podía quedarse en un segundo plano en esta búsqueda, por ello, "...los conceptos del Proceso de Administración y del Proceso de Resolución de Problemas empezaba a aparecer en la literatura de enfermería a principios de la década de los 60 y uno de los primeros trabajos de este tipo fue la identificación de los 21 problemas de enfermería por Abdallah"[3].

La aplicación del método científico en la práctica asistencial enfermera, es el método conocido como Proceso de Atención de Enfermería (PAE) o más conocido actualmente como Proceso Enfermero (PE)[3].

El PE es un método sistematizado de resolución de problemas mediante la aplicación de cuidados humanistas centrados en la consecución de los resultados predefinidos y esperados[20].

El PE debe poseer calidad metodológica y tiene como principal objetivo poder servir de soporte y ayuda en la práctica asistencial de tal forma que permita mejorar la calidad de atención enfermera, gestionar los recursos, investigar sobre la mejora de los cuidados y servir de material docente a los futuros enfermeros. La búsqueda de sistemas más eficientes ha llevado al desarrollo de sistemas como las taxonomías de lenguaje enfermero, los planes de cuidados estandarizados y las aplicaciones informáticas[21].

El PE pretende alcanzar los objetivos propios de la aplicación de los cuidados enfermeros que son[21]:

- Prevenir la enfermedad y mantener o restaurar la salud.
- Convertir a las personas en dueñas de su propia salud favoreciendo sus autocuidados.
- Aplicar cuidados de salud de calidad y eficientes adaptándolos a cada persona de manera individualizada.
- Incrementar la satisfacción del paciente al administrar cuidados de calidad.

La utilización del PE en la práctica asistencial tiene múltiples ventajas demostradas tales como[1]:

Proporciona un método organizado para poder gestionar y aplicar el cuidado, de forma eficaz y eficiente tanto en términos humanos como económicos.

- El ámbito de actuación de enfermería lo delimita.
- Demuestra el impacto de la práctica enfermera.
- Fomenta y favorece la investigación de la práctica enfermera, por tanto, se incrementan los conocimientos, el desarrollo de las bases teóricas de la disciplina y en la práctica enfermera una mayor efectividad.
- Mejora la coordinación interdisciplinar y favorece la comunicación entre el equipo encargado de los cuidados.
- Facilita la continuidad de cuidados y mejora la calidad de dichos cuidados.
- Aumenta la satisfacción de los profesionales mediante la valoración objetiva de los resultados obtenidos a través de las intervenciones enfermeras.
- Adapta los cuidados proporcionados al individuo y no a la propia enfermedad, manteniendo siempre vigente en los cuidados el factor humano.
- El PE implica de modo activo a la persona y/o familia en los cuidados, aumentando sus capacidades para la autonomía y el autocuidados.

En la actualidad el PE sigue siendo un desafío a la hora de su implantación y práctica en diferentes entornos asistenciales debido entre otros motivos a la elevada carga asistencial que día a día deben hacer frente las enfermeras[20].

El uso del proceso en el ejercicio clínico obtuvo legitimidad en 1973 cuando la American Nurse Association (ANA), publicó los estándares del ejercicio de la enfermería[3], describiendo que el proceso enfermero está compuesto por cinco pasos correlativos y relacionados de tal forma que cada paso depende del anterior y está condicionado por el siguiente.

- Descripción de cada etapa del Proceso Enfermero[21] *(Véase Anexo 6)*[1].

a) 1ª Etapa - Valoración:

Es la primera fase del proceso enfermero y se basa en recoger los principales datos sobre el estado de salud de las personas para poder de esta forma identificar los problemas de salud y las respuestas humanas ante estos problemas. También se identifican los factores de riesgo que influyen en estado de salud y los recursos que posee el cliente para poder hacer frente a su situación actual.

Por ello es importante desarrollar habilidades en el manejo de la Valoración inicial de los pacientes en base a las 14 necesidades humanas del modelo de cuidados de enfermería de Virginia Henderson[21].

Esta etapa consta de varias fases:

☐ Recogida de datos:

Se recogerán datos subjetivos, objetivos antecedentes, actuales, generales y focalizados. Se obtendrán valorando las 14 necesidades básicas de Virginia Henderson. Estos datos nos guiarán sobre el grado de autonomía y si los comportamientos y acciones del individuo son los correctos para cubrir satisfactoriamente las necesidades básicas.

Se obtendrán los datos mediante:
- Directamente del paciente (por observación, entrevista, exploración física).
- Indirectamente de los familiares[1].

Los métodos usados para la recogida de datos son: la entrevista, la observación y la exploración física. Debiendo quedar reflejado en el registro de enfermería el tipo de datos, la fuente y el método de recogida.

☐ Verificación de datos o validación:

Se debe comprobar que los datos sean exactos, veraces, completos y suficientes, para evitar errores y conclusiones adelantadas. Aquellos datos que sean prioritarios para establecer el diagnóstico deben ser confirmados[1].

☐ Organización de los datos:

Aquellos que estén relacionados entre sí o parezcan relevantes deben agruparse por necesidades. Dicha organización sirve para identificar y detectar problemas, así como para, planificar cuidados individualizados en función de las manifestaciones de dependencia (insatisfacción de la necesidad evaluada como consecuencia de acciones inadecuadas o insuficientes realizadas por la propia persona u otros en función de su edad, etapa del desarrollo y situación de salud) e independencia (satisfacción de la necesidad evaluada mediante la realización de las acciones adecuadas por la persona misma o por otros, en función de la edad, etapa de desarrollo y situación de salud en la que la persona se encuentre) que posea el individuo[1].

2ª Etapa - Diagnóstico:
A través de los datos que hemos recogido previamente pasamos a obtener un diagnóstico (o identificación de problemas) que es un enunciado del problema real o potencial del paciente que para resolverlo o disminuirlo precisa de la intervención enfermera[21].

☐ Análisis de datos:
Una vez los datos han sido organizados se interpretarán para obtener tanto los problemas de colaboración que serán abordados mediante un equipo multidisciplinar, como los Diagnósticos Enfermeros (DE) que se abordan de forma independiente y se enuncian usando la taxonomía North American Nursing Diagnosis Association (NANDA)[1].

☐ Identificación de problemas:
 o Problemas de colaboración:

La enfermera realiza por el paciente, las actividades necesarias para la detección, tratamiento y control prescritas por otro profesional, para poder actuar sobre las complicaciones reales o potenciales derivadas de la enfermedad o el tratamiento.
 o Diagnóstico de enfermería:
La enfermera emite un juicio sobre situaciones que es capaz de identificar, validar y tratar de forma independiente con pleno control y autoridad sobre la situación y con plena responsabilidad sobre el resultado final.
 o Problemas de autonomía:
Aquellos problemas en los que el individuo no puede satisfacer por el mismo aquellas necesidades básicas, a causa de que no ha conseguido tal capacidad o la ha perdido de forma temporal o definitiva. En estos casos la función de la enfermera es suplir al individuo realizando las intervenciones necesarias[1].

☐ Tipos de Diagnósticos Enfermeros:

o DE Real:
Describe las respuestas humanas a estados de salud o procesos vitales que pueden aparecer en un individuo, familia o comunidad. Su reconocimiento en el momento de la valoración se basa en la existencia de características definitorias (manifestaciones del problema).

o DE de Riesgo:
Hace referencia a aquellos problemas de salud que pueden producirse en un futuro próximo si no se inician medidas preventivas sobre aquellos factores de riesgo detectados en el momento de la valoración[1].

3º Etapa - Planificación:
Una vez recogidos los datos e identificados los problemas y diagnósticos enfermeros la enfermera desarrollará un plan de cuidados con sus correspondientes intervenciones y mediante la elaboración de objetivos evaluar la evolución del paciente tras los tratamientos proporcionados[21].

- Determinar las prioridades para abordar cada problema.
    - o Problemas que ponen en peligro la vida del individuo.
    - o Problemas que son percibidos por el individuo o familia como prioritarios.
    - o Problemas que contribuyen a la permanencia o aparición de otros problemas y cuya resolución los minimiza o soluciona.
    - o Problemas que debe resolver enfermería.
    - o Problemas que deben resolverse desde un enfoque multidisciplinar[21].

- Establecer Resultados/Objetivos.

Para orientar y guiar la actuación de enfermería. Los objetivos se establecen utilizando la Clasificación de Resultados de Enfermería (NOC)[21].

- Establecer Intervenciones y Actividades.

    - o Dichas intervenciones se enfocarán en los diagnósticos reales a actuar sobre las causas o factores relacionados para la reducción, control o eliminación de las manifestaciones.
    - o En los diagnósticos de riesgo las intervenciones se enfocarán a actuar sobre los factores de riesgo para evitar la aparición del problema[21].

- Registro del Plan de Cuidados.

Para la planificación y continuidad de los cuidados a proporcionar, siendo la base para la evaluación de los progresos. Las intervenciones enfermeras se establecen utilizando la Clasificación de Intervenciones de Enfermería (NIC)[21].

4ª Etapa - Ejecución:
En esta fase la enfermera pone en práctica aquellas intervenciones incluidas en el plan de cuidados dirigidas a la resolución de problemas[21]. Mediante tres pasos definidos[1]:

- Preparación. Revisando las intervenciones propuestas para:
    o Determinar la adecuación del plan de cuidados a la situación actual del individuo antes de llevarlo a la práctica.
    o Determinar si el individuo posee los conocimientos y habilidades necesarios.
    o Organizar los recursos materiales y humanos necesarios.
    o Adecuar el entorno para la realización de las actividades.

- Realización de las actividades.
- Registro de las Intervenciones y respuesta del individuo.

5ª Etapa - Evaluación:
La enfermera evalúa mediante una comparación planificada el estado de salud del paciente y los resultados esperados, de esta forma observar el progreso del usuario hacia la consecución de los objetivos marcados. Es decir, los niveles de independencia-dependencia mantenidos o alcanzados tras la intervención del plan de cuidados[21].

- La evaluación está presente en cada una de las etapas descritas, de forma continuada, y en cada una de ellas se evalúa.

    o Valoración: la obtención de datos suficientes y correctos para la emisión del DE.
    o Diagnóstico: el DE es exacto y adecuado.
    o Planificación: los objetivos e intervenciones son realistas y alcanzables.
    o Ejecución: las respuestas del individuo, y en base a ellas puede hacerse necesario el mantenimiento, la modificación, la revisión o suspensión del plan de cuidados[1].

5.2 Herramientas para la aplicación del Proceso Enfermero.

- Taxonomía Enfermera,

Uno de los principales avances de la ciencia enfermera consiste en el establecimiento de una terminología común para designar los cuidados de enfermería. La posibilidad de nombrar los cuidados constituye un valor fundamental permitiendo la profesionalización de la disciplina[3].

Así el nacimiento del lenguaje enfermero o taxonomía enfermera, según Luis Rodrigo et al. (2005) surge de la necesidad de describir los fenómenos propios de la disciplina enfermera cuando la enfermera asume el rol autónomo en un marco conceptual teóricamente definido.

Los objetivos de las taxonomías enfermeras son[3]:

- agilizar la comunicación.
- permitir la transmisión sistemática de información.
- facilitar la identificación de vacíos de conocimiento y conocimientos relacionados entre sí.

Por todo lo descrito, existen una serie de herramientas esenciales para la aplicación del proceso enfermero, y sirven para un conocimiento y lenguaje común dentro de la profesión enfermera, las cuales son las siguientes:

- La North American Nursing Diagnosis Association (NANDA), que define los diagnósticos de enfermería como: "juicio clínico sobre un problema de salud actual o potencial, de forma individual, familiar o comunitaria, que facilitan la elección de intervenciones y objetivos de enfermería, que la enfermera está capacitada para realizar"[22].
- También se incluyen Nursing Outcomes Classification (NOC), clasificación de resultados enfermeros estandarizados, definidos como un estado, conducta o percepción individual, familiar o comunitaria en respuesta a una intervención enfermera[23].
- Además de Nursing Interventions Classification (NIC)[24], clasificación de intervenciones enfermeras estandarizadas para ayudar al individuo a alcanzar los resultados esperados.

5.3 Dignósticos Enfermeros relacionados con la necesidad de mantener la Higiene Corporal y la Integridad de la Piel.

A continuación vamos a presentar aquellos diagnósticos enfermeros[22] con sus correspondientes resultados e intervenciones relacionados con una de las 14 necesidades de Virginia Henderson: "la necesidad de mantener la higiene corporal y la integridad de la piel".

- Riesgo de deterioro de la integridad cutánea (00047). Riesgo de alteración cutánea adversa[22].

Es un diagnóstico interesante puesto que tiene en cuenta el aspecto preventivo, factor muy importante, ya que de este modo se evitan las posibilidades de aparición de ciertas alteraciones y nos indica la calidad de las intervenciones enfermeras.

☐ Factores de riesgo:

o Factores mecánicos (fuerzas de cizallamiento, presión, sujeciones).
o Humedad.
o Inmovilización física.
o Estado de desequilibrio nutricional (delgadez, obesidad, etc.).
o Prominencias óseas[22].

☐ Resultados (NOC):

o Control del riesgo (1902). Acciones personales para prevenir, eliminar o reducir las amenazas para la salud modificables.
o Integridad tisular: de la piel y membranas mucosas (1101). Integridad estructural y función fisiológica normal de la piel y membranas mucosas[23].

☐ Intervenciones (NIC):

o Enseñanza individual (5606). Planificación, puesta en práctica y evaluación de un programa de enseñanza para tratar las necesidades particulares del paciente.
o Apoyo al cuidador principal (7040). Proporcionar la información necesaria, recomendaciones y apoyo para facilitar los cuidados básicos al paciente por parte de una persona no sanitaria.
o Prevención de las úlceras por presión (3540). Prevenirlas principalmente en aquellos individuos con alto riesgo de desarrollarlas.
o Manejo de presiones (3500). Minimizar la presión sobre las partes corporales.
o Vigilancia de la piel (3590). Recoger los datos del estado de la piel con el fin de mantener la integridad de la piel y de

las membranas mucosas[24].

- Deterioro de la integridad cutánea (00046). Alteración de la epidermis y/o dermis[22].

Este diagnóstico nos muestra situaciones bastante frecuentes en nuestra práctica asistencial, principalmente cuando una persona debe permanecer encamada durante un tiempo prolongado o con una movilidad limitada.

☐ Características definitorias:

o Alteración de la superficie de la piel.
o Destrucción de las capas de la piel.
o Invasión de las estructuras corporales[22].

☐ Factores relacionados:

o Factores mecánicos.
o Humedad.
o Inmovilización física.
o Estado de desequilibrio nutricional (obesidad, delgadez).
o Prominencias óseas[22].

☐ Resultados (NOC):

o Integridad tisular: de la piel y membranas mucosas (1101). Integridad estructural y función fisiológica normal de piel y membranas mucosas.
o Curación de la herida: por segunda intención (1103). Magnitud de regeneración de células y tejidos en una herida abierta[23].

☐ Intervenciones (NIC):

o Manejo de presiones (3500).
o Cuidados de la piel: tratamiento tópico (3584). Aplicación de sustancias tópicas para promover la integridad de la piel y minimizar la pérdida de la solución de continuidad.
o Prevención de las úlceras por presión (3540).
o Enseñanza individual (5606).
o Cuidados de las úlceras por presión (3520). Facilitar la curación de las ulceras por presión[24].

- Déficit de autocuidado: baño (00108). Deterioro de la habilidad de la persona para realizar por sí mismo las actividades de baño/higiene[22].

Con este diagnóstico pretendemos dentro de las posibilidades del paciente intentar fomentar sus autocuidados favoreciendo la independencia en su aseo personal, por ello es esencial este diagnóstico dentro de nuestra necesidad centrada en el modelo de cuidados de Virginia Henderson.

☐ Características definitorias:

o Incapacidad para lavarse cuerpo total o parcialmente.
o Incapacidad para acceder al cuarto de baño.
o Incapacidad para regular el agua del baño[22].

☐ Factores relacionados:

o Disminución de la motivación.
o Debilidad/cansancio.
o Incapacidad para percibir una parte del cuerpo.
o Deterioro musculo-esquelético.
o Deterioro neuromuscular[22].

☐ Resultados (NOC):

o Autocuidados: baño (0301). Capacidad para lavar el propio cuerpo independientemente con o sin mecanismos de ayuda.
o Autocuidados: higiene (0305). Capacidad para mantener la higiene corporal y un buen aspecto físico independientemente con o sin ayuda.
o Adaptación a la discapacidad física (1308). Respuesta adaptativa a esta discapacidad[23].

☐ Intervenciones (NIC):

o Ayuda con los autocuidados: baño/ higiene (1801). Ayudar al paciente a realizar la higiene personal.
o Ayuda al autocuidado (1800). Ayudar a otra persona a realizar las actividades de la vida diaria.
o Terapia de actividad (4310). Prescripción y asistencia en actividades físicas, cognitivas, sociales y espirituales específicas para aumentar el margen, frecuencia o duración

de la actividad de un individuo.
- Enseñanza individual (5606)[24].

- Riesgo de Infección (00004). Aumento del riesgo de ser invadido por organismos patógenos[22].

Este diagnóstico es importante en relación a la necesidad de la integridad de la piel debido a que una de sus funciones es la inmunológica, sirviendo como mecanismo de defensa frente a las infecciones, en el momento que se produce una herida crónica o lesión el sistema inmunológico puede verse debilitado, provocando riesgo de desarrollar infección.

☐ Factores de riesgo:

- Enfermedad crónica.
- Inmunidad adquirida inadecuada.
- Procedimientos invasivos.
- Aumento de la exposición ambiental a agentes patógenos.
- Insuficiencia de conocimientos para evitar la exposición a los agentes patógenos[22].

☐ Resultados (NOC):

- Conocimiento: control de la infección (1842). Grado de conocimiento trasmitido sobre la infección, su tratamiento y prevención de complicaciones.
- Control del riesgo: proceso infeccioso (1924). Acciones personales para prevenir, eliminar o reducir la amenaza de una infección.
- Curación de la herida: por primera intención (1102). Magnitud de regeneración de células y tejidos posterior a un cierre intencionado[23].

☐ INTERVENCIONES (NIC):

- Protección contra las infecciones (6550). Prevención y detección precoz de la infección en un paciente de riesgo.
- Manejo de la inmunización/vacunación (6530). Control del estado de inmunización, facilitando el acceso a las inmunizaciones y suministro de vacunas para evitar enfermedades contagiosas.
- Control de infecciones (6540). Minimizar el contagio y transmisión de agentes infecciosos.

- o Control de infecciones: intraoperatorio (6545). Prevención de la infección nosocomial en el quirófano.
- o Cuidados de las heridas (3660). Prevención de las complicaciones de las heridas y estimulación de la curación de las mismas[24].

- Riesgo de lesión (00035). Riesgo de lesión como consecuencia de la interacción de las condiciones ambientales con los recursos adaptativos y defensivos de la persona[22].

En relación con la necesidad expuesta este diagnóstico es importante debido a que es imprescindible procurar una piel íntegra, sana, limpia y cuidada que nos permita protegernos de las agresiones del medio evitando el riesgo de lesiones cutáneas.

☐ Factores de riesgo[22]:

- o Externos:

  - Humanos (Por ejemplo: agentes nosocomiales, patrones de dotación de personal o factores cognitivos, afectivos, psicomotores).
  - Físicos (Por ejemplo: diseño, disposición de los edificios, equipamientos).

- o Internos:

  - Edad (fisiológicos, psicológicos).
  - Físicos (alteración de la movilidad, aspectos nutricionales, solución de continuidad de la piel).
  - Psicológicos.

☐ Resultados (NOC):

- o Conducta de seguridad personal (1911). Acciones personales que previenen las autolesiones personales.
- o Conocimiento: seguridad personal (1809). Grado de comprensión trasmitido sobre la prevención de lesiones no intencionadas[23].

☐ Intervenciones (NIC):

- o Manejo ambiental (6480). Manipulación del entorno del paciente para conseguir beneficios terapéuticos, interés

sensorial y bienestar psicológico.
- o Potenciación de la seguridad (5380). Intensificar el sentido de seguridad física y psicológica de un paciente.
- o Vigilancia: seguridad (6654). Reunión objetiva y continuada y análisis de la información acerca del paciente y del ambiente para utilizarla en la promoción y mantenimiento de la seguridad[24].

6 HIGIENE

6.1 Historia.

El término se deriva de Higía, la diosa de la curación en la mitología griega.

El cuidado personal está basado en comprender las habilidades relacionadas con el aseo, la comida, el vestido, la higiene y el aspecto personal. El mantener una limpieza e higiene corporal adecuada es muy importante, ya que previene de determinadas enfermedades e infecciones, además de favorecer la convivencia en la comunidad. Es así como determinadas partes de cuerpo humano necesitan una serie de cuidados específicos y más meticulosos que otras[25].

La falta de estos hábitos higiénicos apropiados por parte de las personas se convierte en un problema grave, no sólo por lo desagradable de una mala apariencia o de los malos olores, sino por el peligro de transmisión de virus y gérmenes a otras personas. La mala higiene incide de manera directa en la salud de los demás, con la aparición de enfermedades. Por ejemplo: las infecciones de la piel y uñas, la diarrea, la conjuntivitis, el cólera, la influenza o gripe común, entre otros[26].

Se ha comprobado a lo largo del tiempo que las pequeñas acciones que caracterizan a la higiene diaria y personal de cada individuo son sumamente importante para asegurar a la persona un buen estado de salud, evitando estar en contacto con virus o bacterias, limitando la exposición a enfermedades y manteniendo en términos generales un buen estado de pulcritud del cuerpo[26].

Desde una perspectiva muy simple, nuestra salud depende del aseo adecuado de nuestro cuerpo. El Fondo de las Naciones Unidas para la Infancia o UNICEF, afirma que más del 50% de las enfermedades y muertes en niños pequeños son ocasionadas por los gérmenes provenientes de materia fecal, que se transmiten al comer alimentos con las manos sucias o ingerir agua contaminada[26].

En este caso el agua juega un papel fundamental pues debemos saber que sin ella no existe higiene alguna.

Lamentablemente, la contaminación y las prácticas antihigiénicas para su uso causan año tras año millones de muertes, sobre todo en comunidades en vías de desarrollo[26].

6.2 Normas Generales de Actuación.

El procedimiento de la higiene en cama se realiza una vez al día, durante el turno de mañana, antes de la revisión médica y siempre que haya la necesidad de reponer en las condiciones de higiene y aseo personal, lo realiza el auxiliar de enfermería bajo la dirección científica del médico y la colaboración del profesional de enfermería[27].

En la medida de lo posible el auxiliar de enfermería desea integrar a un familiar, valorando siempre su situación y si el familiar desea participar en la higiene, para realizar el procedimiento en conjunto, lo cual integra al paciente con su familia y al equipo de salud le permite brindar una atención integral[27].

En el caso de un paciente en condición crítica merece esfuerzo adicional para mitigar su condición, proporcionando cuidados de enfermería de calidad, previniendo así de infecciones y brindando la mayor comodidad posible[27].

El objetivo principal es satisfacer las necesidades de higiene brindando la mayor comodidad posible al paciente, reduciendo la colonización microbiana que favorablemente disminuye el riesgo de infecciones y valorar el estado de la piel y sus condiciones para proporcionar los cuidados adecuados y así prevenir lesiones[27].

Hay algo muy importante que los profesionales que estamos al cuidado de los pacientes encamados debemos tener en cuenta, como es la prevención de alteraciones en la circulación sanguínea, que desembocan en problemas como trombosis venosa. La mala ventilación pulmonar con retención de secreciones y predisposición a las infecciones respiratorias como la neumonía. La pérdida de masa muscular, que puede generar atrofias y debilidad muscular. Rigidez articular con posibilidad de anquilosis de las articulaciones, generando perdida funcional y dolor ante cualquier movimiento que realicen[27].

Una de las lesiones más importantes que aparece en estos enfermos son las úlceras de decúbito o por presión que suelen estar provocadas por el encamamiento prolongado.

Estas úlceras se producen a consecuencia de una presión mantenida en determinadas zonas sobre una superficie más o menos dura. Las zonas más frecuentes de aparición de estas lesiones son en las prominencias óseas como tobillos, talones, rodillas, pelvis y coxis.

Una vez que aparecen estas úlceras son difíciles de tratar, por lo que es fundamental prevenirlas. Para lograrlo es importante establecer y mantener una estrategia dirigida a[28]:

- Disminuir la presión en las zonas de más riesgo de aparición de las úlceras[28].

Esto se logra, fundamentalmente, mediante cambios posturales cada 2-3 horas. Estos cambios se deben realizar levantando al paciente sin arrastrarlo por la cama ya que se lesionaría más la piel. Es importante proteger la zona de más riesgo para la formación de la úlcera empleando almohadas y cojines. Suele ser de gran utilidad los colchones anti-escaras. Son la principal ayuda técnica en la prevención de las UPP en los pacientes que carecen de movilidad y permanecen postrados en cama. El uso de un colchón u otro medio antiescaras no debe suprimir las movilizaciones y el cambio postural, que periódicamente se deben llevar a cabo con el enfermo. El colchón es eficaz, pero es solo una ayuda y no el remedio para despreocuparse de los necesarios cambios de postura. Existen en el mercado diversos tipos de colchones anti-escaras, agrupados, según el material con el que están confeccionados, entre ellos destacan: colchones de espuma, colchones de aire, colchones de agua, colchones de gel, colchones de silicona.

Casi todos están formados por cubos o celdas cuadradas que se adaptan a los relieves generales del cuerpo, lo que permite distribuir mejor el peso y reducir la presión excesiva en las zonas de riesgo, a la vez que permiten una mejor ventilación a través de los espacios que quedan entre los bloques o celdas[29]. Con respecto al procedimiento de preparación de la cama del paciente, el objetivo primordial, es que el paciente al ingresar, se encuentre con la mayor seguridad y comodidad posible, por ello, una cama limpia, sin arrugas, y regulable, que permita cómodamente la movilidad, influye en el bienestar físico y psicológico del paciente. Se deben tener en cuenta una serie de precauciones con respecto al arreglo de la cama que pueden repercutir de forma negativa en la integridad de la piel. Tales precauciones son: Evitar desconexiones involuntarias de sondas, catéteres, sueros, entre otros al movilizarlo, teniendo la precaución de moverlo lo menos posible. Evitar las arrugas de la ropa de la cama, la presión y el malestar que sufre el paciente son mínimos si las sabanas inferiores están tensas, evitando que irriten la piel y favorezcan la aparición de arrugas. La sabana superior, debe estar libre y no ejercer presión sobre las extremidades del paciente, para así no limitar sus movimientos.

- Cuidar y mantener la higiene de la piel:
    - Mantener la piel limpia, seca e hidratada. Se debe emplear

jabón neutro para la higiene diaria.
- La humedad es responsable de la maceración de la piel. El paciente ha de estar siempre seco.
- Es importante colocar un empapador entre el colchón y el paciente para que absorba la humedad.
- Evitar, en la medida de lo posible, las arrugas que se forman en las sábanas.
- Realizar masaje suave, sin provocar dolor en las zonas de más riesgo, ya que favorece la circulación y la relajación.
- Es necesario valorar las zonas de prominencias óseas, sobre las que se mantiene una presión, a diario (tobillos, talones, rodillas, pelvis, coxis). Ante cualquier cambio que aparezca en la piel de esas zonas, como el enrojecimiento, se debe informar al personal de enfermería responsable del cuidado del paciente.
- La limpieza y el cuidado de otro tipo de lesión de la piel como las fístulas o las úlceras tumorales correrá a cargo de enfermería, que le aconsejará las medidas más adecuadas para su tratamiento en el domicilio[28].

- En cuanto a la evacuación:

Debido a la debilidad del paciente, la falta de movilidad y el empleo de determinados fármacos para el dolor es frecuente que el paciente presente dificultad a la hora de la evacuación de las heces, resultando en un proceso doloroso y estresante para algunos pacientes[28].

- Recomendaciones:
  - No hacer esperar al paciente cuando comente la necesidad de evacuar.
  - Permitirle cierto grado de intimidad.
  - Estimular la ingesta de líquidos (agua, zumos, infusiones, etc.) para que las heces se hidraten y sean menos duras.
  - En el caso de que el paciente lleve 3 días sin realizar una deposición es aconsejable que lo comente con enfermería o con el médico para que valoren la necesidad de añadir algún tipo de medicación.
  - En la medida de lo posible el paciente debe movilizarse.
  - En el caso tanto de incontinencia urinaria como rectal las medidas generales de higiene y protección de la piel son de gran importancia a la hora de prevenir lesiones en la misma[28].

- La importancia de la Actividad física:

Con frecuencia se minusvaloran las posibilidades del enfermo y, la disminución de su capacidad física conlleva una pérdida progresiva de autonomía en el paciente, que puede generar tanto en él como en la familia algún cierto grado de ansiedad, malestar y preocupación[28]. Los cuidados en este sentido deben dirigirse a mantener la autonomía del paciente en todos los aspectos:

- ☐ Físico: se debe estimular al paciente para que realice aquellas actividades que pueda llevar a cabo solo, según sus prioridades y preferencias como la realización de la higiene personal, comer en la mesa con el resto de la familia, etc. Cuando las fuerzas físicas disminuyan más se puede ayudar al paciente con distinto material ortopédico como andadores, sillas de ruedas, etc. que le permitan prolongar esa autonomía. Asimismo, la realización de ejercicio físico suave todos los días (activo o pasivo dependiendo de su grado de incapacidad) ayuda a retardar la pérdida de su vida normal.
- ☐ Mental: es importante facilitar y promocionar la participación del paciente en la toma de decisiones sobre su enfermedad y sus cuidados.

La pérdida de capacidad física y autonomía en estos pacientes es siempre irreversible y tanto él como su familia necesitan apoyo para adaptarse a un estilo de vida diferente y en constante cambio[28].

6.2.1 Higiene de Manos del Personal Sanitario.

Las enfermedades transmisibles en el entorno sanitario se encuentran entre las principales causas de muerte y de incremento de la morbilidad en pacientes hospitalizados. En la historia de control y prevención de las infecciones, nunca se había desarrollado una campaña a nivel mundial sobre la higiene de manos, la cual contribuyo a disminuir la morbimortalidad en la población hospitalaria mediante la promoción de prácticas tan básicas y a la vez tan esenciales como las del lavado de manos[30].

Se ha podido constatar que las infecciones nosocomiales generalmente se propagan a través de las manos del personal sanitario. Al realizar una adecuada higiene de manos, se mejora la salud de millones de personas y se ofrece una atención más segura a los pacientes[30].

Para ello se deben seguir los pasos de una técnica correcta:
1. Mójese las manos con agua

2. Aplique suficiente jabón para cubrir toda la superficie de la mano.
3. Frótese las palmas de las manos entre sí.
4. Frótese la palma de la mano derecha contra el dorso de la mano izquierda, con los dedos entrelazados, y viceversa.
5. Frótese las palmas de las manos entre sí, con los dedos entrelazados
6. Frótese el dorso de los dedos de una mano contra la palma de mano opuesta, manteniendo unidos los dedos.
7. Rodeando el pulgar izquierdo con la palma de la mano derecha, frotándoselo con un movimiento de rotación y viceversa.
8. Frótese la punta de los dedos de la mano derecha contra la palma de la mano izquierda, haciendo movimiento de rotación y viceversa.
9. Enjuáguese las manos.
10. Séqueselas con una toalla desechable.
11. Use la toalla para cerrar el grifo[31].

6.3 Procedimientos Generales del Aseo.

6.3.1 Aseo en Pacuentes Encamados o en Estado Crítico.
La higiene corporal es una técnica que se realiza con una estricta monitorización y control, en base a unos buenos conocimientos y agradable trabajo en equipo, para que el paciente crítico no sufra consecuencias como: inestabilidad hemodinámica, des-adaptación del respirador, etc[31].

Con esta técnica de aseo, uno de los objetivos son que sus signos vitales no fluctúen desestabilizando a paciente, teniendo como parámetros los indicadores de tensión arterial media (TAM), frecuencia cardíaca (FC), saturación de oxigeno (Sat.O2) o la presión intracraneal (PIC)[31].

Se debe tener en cuenta que la complicación más frecuente es la elevación de la TAM y la PIC, para ello es indispensable que los objetivos clínicos se mantengan y ante un paciente muy inestable, es necesario posponer el procedimiento[31].

Para ello se debe tener todo el material preparado y no dejar al paciente solo en dicho momento, como higiene completa mutua se debe hacer uso de guantes.

En cuanto a la preparación del paciente-hospitalizado encamado, el protocolo a realizar, comienza con la identificación del mismo:

    ☐ Evaluar el nivel del paciente para el autocuidado; el grado de movilización; la necesidad ayuda total, parcial o supervisión durante el procedimiento y la presencia de dolor.
    ☐ Estimular al paciente a participar en el autocuidado e involucre a

los miembros de la familia o cuidadores, cuando sea necesario y según sean sus capacidades.
- ☐ Garantizar su privacidad mediante un biombo o cortina.
- ☐ Controlar la temperatura ambiente entre los 24-25°, evitando especialmente corrientes de aire.
- ☐ Valorar el estado de la piel.
- ☐ Preparar el material necesario, teniendo en cuenta que la temperatura del agua debe oscilar entre 35-36°. Se debe cambiar el agua y esponjas tantas veces como sea necesario; garantizar un aclarado y secado sin frotar ni friccionar, utilizando toallas limpias y con especial cuidado en pliegues cutáneos, disminuyendo así el riesgo de dermatitis. Utilizar dos recipientes, uno para el agua jabonosa y otro para el agua de aclarado.
- ☐ Colocar el material necesario junto al paciente.
- ☐ Volver a colocarse guantes nuevos para la higiene del paciente.
- ☐ Proteger al paciente de caídas.
- ☐ Ofrecerles cuña o botella si fuese necesario.
- ☐ Colocar la cama en posición horizontal, cabecero máximo 30°, retirando la almohada.
- ☐ Colocarlo en decúbito supino.
- ☐ Retirar la ropa del paciente, dejando expuesta sólo la parte del cuerpo que se vaya a lavar.
- ☐ La higiene se suele realizar en este orden: lavamos los ojos con una gasa y suero, la cara solo con agua y secar; el cuello, orejas, brazos y axilas lavar con agua y jabón. Enjuagar bien con una esponja sin jabón y secar bien.
- ☐ Lavar las manos o acercar la palangana al borde de la cama y permitir que el paciente lo haga si pudiese y secar.
- ☐ Cambiar el agua, jabón y esponja.
- ☐ El tórax y abdomen: en las mujeres incidir de manera especial en la zona submamaria, enjuagar, secar muy bien y aplicar crema hidratante.
- ☐ Parte anterior de extremidades inferiores (vigilando los espacios interdigitales)
- ☐ Aplicar crema hidratante y ácidos grasos hiperoxigenados mediante un masaje suave con énfasis en prominencias óseas o zonas de presión en piel intacta.
- ☐ Cambiar el agua de nuevo.
- ☐ Colocar al paciente en decúbito lateral y lavar la parte posterior del cuello, hombros, espalda y nalgas; enjuagar y secar la piel.
- ☐ Con el paciente en decúbito lateral, enrollar la sabana bajera longitudinalmente hacia el centro de la cama e ir sustituyéndola por

la sabana limpia.
- Colocar al paciente en decúbito supino.
- Cambiar el agua y esponja jabonosa.
- Realizar la higiene de los genitales, secar bien la piel poniendo especial atención a los pliegues cutáneos.
- Facilitar el uso de los artículos de aseos personales: desodorante sin alcohol, cremas, etc.
- Vestir al paciente.
- Terminar de hacer la cama ocupada.
- Realizar la higiene de la boca con la utilización de un vaso con agua, cepillo de dientes, Antiséptico oral, vaselina y gasas.
- Peinar al paciente.
- Observar el estado de las uñas, limpiar y cortar si fuese necesario[31].

  o Observaciones: si el paciente tiene una infusión intravenosa para quitarle la bata o pijama hospitalario se procederá de la siguiente forma:

    - Extraer completamente la manga del brazo sin la infusión y llevarla hasta el sistema de suero conectado al brazo con la infusión.
    - Sujetar el recipiente por encima del brazo del paciente, tirar de la manga hacia arriba sobre el recipiente para quitar la prenda usada.
    - Colocar la manga de la bata limpia del brazo con la infusión sobre el recipiente como si fuera una prolongación del brazo del paciente y pase el recipiente por el puño de la manga.
    - Y volver a colocar el recipiente. Deslizar cuidadosamente la bata sobre el sistema del gotero y la mano del paciente.
    - Deslizar el brazo y el tubo por la manga, procurando no tirar del sistema de suero.
    - Ayudar al paciente a colocarse la otra manga.
    - Comprobar que la velocidad de goteo de la infusión es la adecuada[31].

6.3.2 Zonas que requieren especial atención en la Higiene del Paciente.

El lavado se realizará de arriba hacia abajo y de limpio a sucio; por regla general, el orden será: ojos, cara, orejas, espalda, nalgas y por último la región genital.

- Higiene de los ojos:

Conjunto de medidas que realiza el cuidador principal encaminadas a mantener un buen estado de los ojos. El objetivo principal es proporcionar al paciente el aseo necesario para mantener, los ojos limpios y húmedos, evitando la irritación, infecciones, edemas y erosiones corneales, para ello se debe seguir el siguiente procedimiento:

- ☐ Lavarse las manos y colocarse los guantes si es necesario.
- ☐ Si el paciente está consciente, explicarle el procedimiento que vamos a realizar y pedir su colaboración.
- ☐ Si el paciente está encamado, y no está contraindicado, elevar la cabecera de la cama hasta una posición de sentado o semi-sentado (posición Fowler o semi-Fowler)
- ☐ Humedecer una gasa con solución salina y limpiar desde el lagrimal al ángulo externo de cada ojo, hasta que quede limpio de secreciones. Utilizar una gasa distinta para cada ojo. Durante este procedimiento el paciente deberá tener los ojos cerrados.
- ☐ Cargar dos jeringas de 10cc de suero fisiológico (una para cada ojo) o utilizar solución salina de monodosis.
- ☐ Mantener la cabeza ladeada en relación con el ojo que vamos a lavar.
- ☐ Abrir los párpados del paciente con los dedos índice y pulgar de una mano y con la otra aplicar el suero fisiológico desde el lagrimal a su zona externa, utilizando una jeringa para cada ojo, evitando tocar los párpados o la córnea.
- ☐ Secar con una gasa estéril cada ojo.
- ☐ Cerrar suavemente los párpados[32].

- Higiene de la cara:

- ☐ Retirar la ropa de la cama, dejando al paciente cubierto con la sábana encimera hasta las axilas
- ☐ Utilizar una de las esponjas para el lavado de cara, cuello y orejas
- ☐ Si se aplica jabón tener mucho cuidado de no verterlo en los ojos por posibles irritaciones
- ☐ Aclarar
- ☐ Secar con la toalla[32].

- Higiene de la boca:

Mantener una salud bucodental, contribuye al bienestar general de la persona, y por otro lado, refleja la historia del paciente en forma de experiencias adaptativas.

Éstas cambian en función del sexo, la edad, el país de origen y en especial por variables socioeconómicas (nivel de formación, ingresos económicos y ocupación que el paciente ha tenido en su vida laboral).

La salud oral observa tres vertientes: funcional, fonética y estética.

El cepillado dental es el mecanismo más sencillo y efectivo para evitar la acumulación de placa dental y desvirar a otros problemas de salud.

En el caso de usar prótesis dentales: Sumergirlas 10 o 15 minutos en clorhexidina, aclarar con abundante agua y proceder a su colocación

Sin embargo, la higiene bucodental puede verse comprometida en el caso de que el paciente presente alguna incapacidad funcional. Esta se asocia en gran parte a la presencia de algunas enfermedades como la parálisis cerebral, deficiencias o problemas médicos, definiéndose por la dificultad o imposibilidad de llevar a cabo ciertas actividades diarias.

Los pacientes hospitalizados, en su mayoría, son incapaces de realizar el cuidado personal (según en el estado que se encuentre física y psicológicamente).

Cuando es posible, se deben realizar algunas modificaciones en las técnicas a realizar y en los instrumentos de la higiene bucal para que ellos mismos hagan tales procedimientos. Por otro lado, hay casos más complejos y en esta situación la responsabilidad de tales cuidados deben realizarla los servicios de enfermería, familiares y cuidadores que deben tener conocimientos y habilidades para atender las necesidades de los pacientes que la necesitan[34].

Hay varias enfermedades que predominan en la afectación de la salud bucodental en hospitales de media/larga estancia, como puede ser:

La gingivitis es una enfermedad reversible que afecta a las encías, como consecuencia de un proceso de inflamación, enrojecimiento y sangrado de las mismas[35].

Se debe a los efectos a largo plazo de los depósitos de placa bacteriana. Esta enfermedad puede derivar a otras más, como pueden ser la periodontitis y las caries dentales[35].

La periodontitis, ocurre cuando la inflamación o infección de las encías (gingivitis) no es tratada. La infección e inflamación se diseminan desde las encías hasta los ligamentos y el hueso que sirven de soporte a los dientes. La pérdida de soporte hace que los dientes se aflojen y se caigan. Debido a que la placa contiene bacterias, es probable que se pueda presentar un absceso dental (continúa la infección)[35].

También se puede presentar la xerostomía, esta es una de las enfermedades más comunes que consiste en la disminución de secreción salival (boca seca); según el estado del paciente puede aparecer o no, por ello se insiste mucho en la hidratación[35].

Aunque parece que existen diversos medicamentos que se relacionan con la xerostomía como efecto secundario, en los más frecuentes se ha demostrado una disminución directa en la función salival; incluyen los antidepresivos tricíclicos los antihistamínicos, los antidepresivos y los diuréticos.

En el caso de la placa bacteriana o dental, las bacterias que se encuentran en la cavidad oral pueden estar organizadas de dos maneras: por una parte las que se encuentran en la saliva suspendidas en la fase liquida, adoptando una forma que se denomina planctónica (flotan suspendidas en un medio liquido); o bien, las bacterias que se encuentran sobre una superficie dura (diente, prótesis e implantes) formando una película gelatinosa adherente[35].

La caries es una enfermedad multifactorial que implica una interacción entre los dientes, la saliva y la microbiota oral como factores del propio individuo y la dieta como factor externo. Además, también pueden ser determinantes factores genéticos, biológicos, conductuales, etc. Suele aparecer en niños y adultos jóvenes, aunque realmente puede afectar a cualquier persona de distinta edad, perjudicando de forma importante su calidad de vida[35].

- Lavado de cabeza:

    - ☐ Se realizará como mínimo una vez a la semana.
    - ☐ Adecuar la cama a la altura necesaria.
    - ☐ Agua a temperatura adecuada.
    - ☐ Retirar el cabecero de la cama.
    - ☐ Colocar al paciente en decúbito supino con la cabeza en ligera hiperextensión (si fuera posible) al borde de la cabecera de la cama.
    - ☐ Desnudar al paciente, si fuera necesario, de cintura para arriba y cubrirle con una sábana o entremetida
    - ☐ Extender un hule desde la espalda del paciente hasta el interior de la palangana - Colocar una toalla o entremetida entre el hule y la espalda y cuello del paciente para evitar que se moje el cuerpo.
    - ☐ Echar poco a poco el agua, hasta que se empape todo el cabello.
    - ☐ Aplicar el champú masajeando ligeramente el cuero cabelludo.
    - ☐ Aclarar el pelo con abundante agua.

☐ Secar el pelo con una toalla o secador si lo hubiere[32].

- Lavado de miembros superiores:

    ☐ Utilizar el mismo material que para la cara.
    ☐ Lavarle las manos introduciéndolas en la palangana, si es posible y haciendo hincapié en zonas interdigitales y uñas.
    ☐ Aclarado y secado de las mismas.
    ☐ Lavado de antebrazo, brazo y axila; aclarado y secado.
    ☐ Comenzar si el aseo lo realizan dos TCE (técnicos en cuidados de enfermería) por el brazo contrario al lugar en que se esté realizando el aseo[32].

- Lavado de tronco:

    ☐ Descubrir al paciente hasta la zona perineal.
    ☐ Utilizar el mismo material que en el apartado anterior, realizando el lavado, haciendo hincapié en las zonas de debajo de las mamas y ombligo.
    ☐ Reservar ese material para el lavado de espalda[32].

- Lavado de extremidades inferiores:

    ☐ Cambiar el material: agua, esponja y toallas
    ☐ Cubrir tronco con sábana encimera
    ☐ Descubrir las piernas y proceder a su lavado, poniendo especial atención a las ingles, huecos poplíteos, espacios interdigitales y uñas[32].

- Higiene de los pies en personas con diabetes:

Las personas que sufren diabetes son más propensas a tener problemas en los pies. Puede causar daño a los nervios, lo que puede provocar que el paciente este menos sensible a los golpe que reciba en los pies. La diabetes, cambia la capacidad del cuerpo para luchar contra las infecciones, ya que llega menos sangre y oxígeno a los pies. Debido a esto, pequeñas llagas o heridas de la piel pueden convertirse en úlceras. En casos graves puede llegar incluso a la amputación del miembro afectado. Como medida preventiva, se puede llevar a cabo los siguientes cuidados en el pie de la persona diabética: o Revisión de los pies todos los días. Inspeccionar el empeine, las plantas, los talones y los espacios interdigitales. Controlar la aparición de durezas, heridas, ampollas, uñas encarnadas, etc. Lavar los pies todos los días, con agua tibia y jabón suave[32]. Para ello:

- Si el paciente es autónomo, hacer que pruebe la temperatura del agua con los dedos de la mano, debido a que pierde sensibilidad y puede llegar a producirse una quemadura por su falta de sensibilidad.
- Secar suavemente y por completo, en particular entre los dedos, ya que hay más riesgo de infección en las áreas húmedas.
- Aplicar loción hidratante o vaselina.
- Una vez realizado el baño de los pies, es el momento adecuado de cortar las uñas, ya que el agua las ablanda. Se aconseja cortarla siguiendo una línea recta para evitar que se encarnen.
- Por último, las medias y los calcetines deben ser de algodón, transpirables y muy holgados, de forma que no compriman la pierna ni la presionen. Evitando que disminuya la circulación.
- El calzado debe ser cómodo, de tacón bajo, puntera ancha y material transpirable para evitar la humedad[32].

- Lavado de espalda:

    - Colocar al paciente en decúbito lateral o en bandeja, si su patología así lo requiere, valiéndose de la sábana o entremetida si la tuviera.
    - Coger agua limpia a temperatura adecuada y utilizar el material reservado anteriormente.
    - Proceder al lavado de espalda, aclarado y secado.
    - Lavado, aclarado y secado de la zona glútea de arriba abajo.
    - Lavado de ano, aclarado y secado[33].

- Lavado de genitales:

Colocar las rodillas flexionadas y en rotación externa (siempre que sea posible).

    - Mujeres:
        o Lavar la zona con la esponja jabonosa, de arriba abajo, limpiando cuidadosamente labios y meato urinario
        o Aclarar con abundante agua eliminando los restos de jabón
        o Secar minuciosamente[33].

- Hombres:
  - Lavar los genitales con esponja jabonosa retirando el prepucio para garantizar un lavado minucioso de glande y surco balanoprepucial.
  - Aclarar hasta eliminar todo resto de jabón.
  - Secar.
  - Colocar el prepucio, para evitar edema de glande o parafimosis[33].

- Higiene de Sonda Vesical:

El sondaje vesical es una técnica que consiste en la introducción de una sonda hasta la vejiga a través del meato uretral, con el fin de establecer una vía de drenaje, temporal, permanente o intermitente, desde la vejiga al exterior.

- Vaciar Bolsa de orina:
  - Pinzamos la SV antes de vaciar la orina.
  - Colocamos un recipiente y abrimos la llave o grifo hasta vaciarla. Posteriormente cerramos el grifo.
  - Despinzamos el tubo y comprobamos que no existen dobleces. Vigilamos que vuelva a funcionar correctamente[32].

- Cambio de Bolsa de Orina:
  - Paño para aislar la zona y desinfectar la conexión con una solución antiséptica.
  - Desconectar y poner tapón para que no se escape la orina. Comprobar que la nueva bolsa se encuentra debajo de la vejiga para evitar infecciones.
  - Quitamos el tapón y conectamos con la nueva bolsa.
  - Especial vigilancia a signos de infección (sedimento, hematuria, etc.)[32].

- Higiene de la PEG:

Un tubo PEG es una sonda de alimentación que se inserta quirúrgicamente a través de la piel del abdomen ("percutáneo") hasta el estómago. Se puede utilizar cuando una persona tiene dificultades para tragar.

☐ Procedimiento:
- o Limpiar diariamente la parte externa de la sonda con una torunda, agua tibia y jabón suave. Aclarar bien y secar.
- o Girar diariamente la sonda al menos una vuelta completa para evitar que quede adherida a la piel y disminuir el riesgo de que la palomita interna sea embebida por la pared.
- o Comprobar que alrededor del estoma no exista irritación cutánea, inflamación o secreción gástrica. Si se presenta, acudir al enfermero de referencia.
- o El soporte externo puede levantarse o girarse ligeramente para poder limpiar mejor, pero nunca hay que tirar de él. Si observa suciedad debajo del mismo, límpiela con una torunda humedecida en agua y seque cuidadosamente la zona.
- o Es recomendable poner una gasa debajo del soporte para minimizar el riesgo de maceración o irritación de la piel; esta gasa también deberá cambiarse diariamente[32].

- Higiene Sonda nasogástrica:

La alimentación por sonda nasogástrica consiste en administrar los alimentos a través de una sonda que se introduce por la nariz y que llega hasta el estómago. Se trata de una alternativa a la alimentación por boca y su objetivo es mantener al paciente en óptimas condiciones de hidratación y de nutrición[32].

☐ Procedimiento:
- o Cambiar diariamente la fijación de la sonda y movilizarla para evitar úlceras por decúbito tanto nasales como gástricas. Mantener una buena higiene nasal y bucal y lubricar los labios. Comprobar siempre la correcta colocación de la sonda antes de dar alimentos o medicación y tras nauseas o vómitos.
- o Lavado de la sonda con agua para mantener la permeabilidad.
- o La medicación y la comida debe estar bien triturada para evitar obstrucciones en la sonda[32].

6.4 Capacidad funcional para la Higiene Personal: Índice de Barthel (IB)

- Descripción:

El índice de Barthel (IB) es uno de los instrumentos ampliamente utilizado para evaluar las AVD y cuantificarlas a través de su nivel de independencia[36].

Se comenzó a aplicar en 1955 por Mahoney y Barthel, para medir la evolución de sujetos con procesos neuromusculares y musculo esqueléticos en un hospital para enfermos crónicos de Maryland. Se define como una *"medida genérica que valora el nivel de independencia del paciente con respecto a la realización de algunas actividades de la vida diaria"*[36].

Consta de diez ítems fundamentales de las AVD: alimentación, aseo personal, vestirse, arreglarse, deposición, micción, uso de retrete, traslados, deambulación y subir escaleras[36].

Los valores asignados a cada actividad se basan en el tiempo y cantidad de ayuda física requerida si el paciente no puede realizar dicha actividad.

El crédito completo no se otorga para una actividad si el paciente necesita ayuda y/o supervisión mínima uniforme.

Las condiciones ambientales pueden afectar la puntuación en el IB del paciente, si él tiene requerimos especiales para realizar sus ADV en el hogar (con excepción de adaptaciones generales), su puntuación será baja cuando este no pueda realizarlas.

- Sensibilidad.

El IB es capaz de detectar un progreso o deterioro en ciertos niveles del estado funcional, aunque su capacidad para detectar cambios en situaciones extremas es limitada, esto es, si un paciente consciente obtiene una puntuación de 0 en el IB, y espontáneamente cae en un estado inconsciente, (por tanto en un mayor nivel de dependencia), el IB no cambia[37].

- Las pautas del IB.

    - El índice se debe utilizar como expediente de lo que el paciente hace, no como un expediente de lo que el paciente podría hacer.
    - El punto principal es establecer el grado de independencia del paciente ante cualquier tipo de ayuda, física o verbal, por mínima que sea o cualquier otra.
    - La necesidad de la supervisión hace al paciente no independiente.
    - El funcionamiento de un paciente se debe establecer usando

la mejor evidencia disponible. Preguntando al paciente, amigos/parientes y los cuidadores quienes son las fuentes generales, pero la observación directa y el sentido común son también importantes. Sin embargo, la prueba directa no es necesaria.

☐ El funcionamiento del paciente dentro de las 24-48 horas al padecimiento suele ser generalmente importante, pero ocasionalmente periodos más largos serán relevantes.

☐ Las categorías medias implican que las fuentes del paciente están por encima del 50% del esfuerzo.

☐ El uso de ayudas para ser independiente es permitido.

☐ La gama de puntuación es de 0-100. Cuanto más alta es la puntuación, más es la independencia del paciente[37].

El IB de cada paciente se evalúa al principio y durante el tratamiento de rehabilitación, así como al momento del alta (máximo avance). De esta manera, es posible determinar cuál es el estado funcional del paciente y como ha progresado hacia la independencia. La carencia de mejoría de acuerdo al IB después de un periodo de tiempo razonable en el tratamiento, indica generalmente un potencial pobre para la rehabilitación[37].

Su aplicación es de bajo costo y es útil para dar seguimiento a la evolución de los pacientes. Las molestias son escasas, pues requiere que el paciente realice algunas actividades básicas o bien que se le observe en su quehacer cotidiano. Para los encargados las molestias son también escasas. Se realiza entre 2 y 5 minutos, mientras que la autovaloración, en 10 minutos[37].

Para aplicarla consecutivamente el intervalo mínimo es de dos semanas. Puede ser aplicado por profesionales de la rehabilitación o por otros del campo de la salud y por entrevistadores entrenados, los cuales son entrenados en un tiempo no mayor de 1 hora. También puede ser auto administrada, valorada por terceras personas, o a través de una entrevista telefónica[37].

- Interpretación del índice de Barthel *(Véase Anexo 7)*[37].

Un paciente que obtiene 100 puntos en el IB mantiene control de heces y orina, se alimenta por sí mismo, se viste, se levanta de la cama y/o de la silla, se baña por sí mismo, camina al menos unos 100m, y puede ascender y descender por las escaleras. Esto no significa que él puede vivir solo; puede no ser capaz de cocinar, mantener la casa, y satisfacer al público, pero es capaz de sobrellevarla sin un asistente de salud.

El rango de posibles valores está entre 0 y 100, con intervalos de 5 puntos para la versión original. Cuanto más cerca está de 0 el paciente presenta más dependencia, por el contrario cuanto más cerca está de 100, es indicativo de independencia[37].

- Valoración:

La escala se debe realizar para valorar dos situaciones[37]:

☐ La situación actual del paciente.
☐ La situación basal, es decir la situación previa al proceso que motiva una consulta cuando se realiza durante un ingreso o un proceso agudo.

Originalmente se utilizó para evaluar la capacidad funcional de pacientes con discapacidad, especialmente con accidente vascular cerebral (AVC). Se ha utilizado para estimar la necesidad de cuidados personales y organizar mejor los servicios de ayuda a domicilio, y como parte del protocolo de valoración geriátrica. Ha sido manejada como criterio de eficacia de los tratamientos y actuaciones de los profesionales sanitarios, y como referencia para estudiar las características de nuevas medidas[37].

La valoración se realiza según la puntuación de una escala de 0 a 100 (dependencia absoluta e independencia, respectivamente), siendo 90 la puntuación máxima si va en silla de ruedas. Los diferentes tramos de puntuación son interpretados luego con una valoración cualitativa[38].

- Interpretación del índice de Barthel:

Un paciente que obtiene 100 puntos en el IB mantiene control de heces y orina, se alimenta por sí mismo, se viste, se levanta de la cama y/o de la silla, se baña por sí mismo, camina al menos determinados metros, y puede ascender y descender por las escaleras. Esto no significa que él puede vivir solo; puede no ser capaz de cocinar, mantener la casa, y satisfacer al público, pero es capaz de sobrellevarla sin un asistente de salud[37].

El IB puede usarse asignando puntuaciones con intervalos de 1 punto entre las categorías, resultando un rango global entre 0 y 20. La interpretación se divide en estos rangos[37]:

0 – 20: Dependencia total
21 – 60: Dependencia severa
61 – 90: Dependencia moderada
91 – 99: Dependencia escasa
100: Independencia.

Por ejemplo un resultado de 70 puede ser interpretado como una dependencia leve o moderada según diferentes publicaciones. Por ello es muy importante que el resultado sea registrado en valores absolutos y no en una escala cualitativa.

7 ALTERACIONES

La integridad de piel sana juega un papel crucial en el mantenimiento de la homeostasis fisiológica del cuerpo humano, por ello, las afecciones crónicas como la diabetes mellitus o la enfermedad vascular periférica pueden conducir a una disminución de la cicatrización de las heridas. En muchos casos llevan a la curación inadecuada de la herida que requiere de la intervención del equipo sanitario. Los traumatismos agudos o lesiones térmicas a gran escala van acompañadas de una pérdida de la función del órgano de la piel que hace al organismo vulnerable a las infecciones, la desregulación térmica, y la pérdida del líquido[14].

La cicatrización de heridas cutáneas es un proceso complejo, que depende de muchos tipos de células y mediadores que interactúan en una secuencia temporal altamente sofisticada. Aunque algunas interacciones durante el proceso de curación son cruciales, la redundancia es alta y otras células o mediadores pueden adoptar las funciones sin mayores complicaciones[14].

La cicatrización de una herida de la piel muestra un mecanismo extraordinario de funciones celulares en cascada que es único en la naturaleza.

- Fases clásicas de cicatrización de heridas:

Mientras que la regeneración describe la sustitución específica del tejido, es decir, de la epidermis superficial o la mucosa, la reparación de la piel muestra una forma inespecífica de cicatrización en la que la herida cicatriza mediante fibrosis y formación de cicatrices[39].

□ La primera etapa de la cicatrización aguda de heridas se dedica a la *"hemostasia"* y la formación de una matriz de herida provisional, que se produce inmediatamente después de la lesión y se completa después de algunas horas. Intervienen las Plaquetas, que favorecen la coagulación, liberan factores de crecimiento e inician el proceso inflamatorio. La coagulación conduce a la formación de una retícula de fibrina; se origina un coágulo que detiene la hemorragia, cierra la herida y protege de posibles contaminaciones bacterianas y de la pérdida de líquidos[16].

☐ La *"fase inflamatoria"* en la que intervienen: Neutrófilos y Macrófafgos, cuyas funciones son: liberan nuevos factores de crecimiento, destruyen bacterias y limpian detritus celulares[16].

☐ La *"fase de proliferación"* radica en la recuperación de la superficie de la herida, la formación de tejido de granulación y la restauración de la red vascular, en esta fase intervienen: Linfoblastos, Fibroblastos y células Endoteliales. En la que se produce la reconstrucción vascular, que va a facilitar el aporte de oxígeno y nutrientes al nuevo tejido, y que irá rellenando el lecho de la herida para reemplazar el tejido original destruido. El tejido de granulación es un tejido muy frágil, por lo que debemos ser cuidadosos a la hora de realizar la cura, evitando agresiones innecesarias[16].

☐ La *"fase de reepitelización"*: Una vez el lecho de la lesión se ha rellenado con tejido neoformado, éste se va revistiendo de nuevo tejido epitelial, desde los bordes de la herida hasta recubrirla totalmente. Entre el 6º y 10º día comienza la maduración de las fibras de colágeno. El lecho de la herida contiene tejido de granulación rojo y en los bordes hay nuevo epitelio rosado, intervienen: Fibroblastos y Queratinocitos[16].

☐ El punto final fisiológico de la reparación de heridas muestra la formación de una cicatriz, remodelación del colágeno y regresión capilar en la llamada *"fase de maduración"*[16]. Esta fase puede durar hasta un año o más, nuestro objetivo es proteger la zona cicatrizal, ya que es muy sensible a las agresiones físicas y químicas *(Véase Anexo 8)*[39].

- Tipos de cicatrización:

☐ Cicatrización por primera intención: Se produce en heridas limpias, en este tipo de heridas se procede mediante sutura a la aproximación de sus bordes. Dando como resultado una cicatriz lineal en aproximadamente 8-10 días[39].

☐ Cicatrización por segunda intención: Se produce en heridas de espesos total, donde no hay una aproximación adecuada de sus bordes, o incluso con cuerpos extraños, restos hemorrágicos o la presencia de tejidos desvitalizados. Por tanto en estas heridas la pérdida de sustancia se va rellenando lentamente con el crecimiento del tejido de granulación[39].

☐ Cicatrización por tercera intención: Se produce en heridas contaminadas o con presencia de algún cuerpo extraño y en estas heridas se combina los dos tipos de cicatrización anteriores. En el momento que aparece tejido de granulación limpio se cierra la herida mediante intervención quirúrgica[39].

Es por ello que el cuidado de las heridas sigue siendo un reto y una actividad asistencial esencial para todos los profesionales de la salud.

- Factores que influyen en la cicatrización.

    ☐ Locales.
    - Infección.
    - Aporte sanguíneo del tejido.
    - Exudado.
    - Ph tisular.
    - Tensión de oxígeno.
    - Temperatura.
    - Deshidratación.
    - Tratamiento inadecuada[39].

    ☐ Sistémicos.
    - Edad.
    - Raza.
    - Peso.
    - Factores que influyen en el sistema vascular.
    - Nutrición e inmunidad.
    - Enfermedades sistémicas.
    - Fármacos/ radioterapia.
    - Tabaco/ alcohol[39].

7.1 Úlceras Vasculares:

Se definen como lesiones con deterioro de la solución de continuidad con pérdida de sustancia, epitelio y/o conjuntivas producidas por un proceso patológico de origen vascular, donde el flujo sanguíneo se ve comprometido desembocando en isquemia del tejido. Tienen una evolución crónica y escasa o nula tendencia a la cicatrización espontánea[40].

Las úlceras vasculares de las extremidades inferiores (EEII) ocasionan un problema sanitario importante con gran consumo de recursos humanos y materiales. Estas úlceras se manifiestan, generalmente, en personas de edad avanzada y conducen, con frecuencia, a una limitación de su autonomía funcional, ya de por sí disminuida, lo que origina una sobrecarga del entorno familiar y para los centros de asistencia sociosanitaria generando una gran demanda de los servicios de Atención Primaria y Especializada[41], ya que aproximadamente entre un 80% y un 90% de las úlceras cutáneas de extremidades inferiores son de origen vascular y se estima que entre un 4% y un 40% de la población padece insuficiencia venosa, uno de los factores contribuyentes a la aparición de estas úlceras. Por todo ello podemos observar como la presencia de ulceras vasculares son una causa de morbilidad importante debido a su cronicidad y a la gran frecuencia de aparición de recidivas (modelo cíclico de cicatrización y recurrencia)[40].

La alta incidencia de población que padece úlceras vasculares, las prolongadas estancias hospitalarias y las largas bajas laborales, hacen que el tratamiento local de este tipo de lesiones sea un reto para el personal de salud[42]. Para la elección de dicho tratamiento habrá que tenerse en cuenta ciertos criterios de valoración que incluyen el estado general del paciente, patología base o el proceso causante de la lesión, así como también basándose en las características propias de la úlcera tamaño, profundidad, localización, presencia de tejido necrótico, infección, valoración de la zona periulcerosa, productos utilizados anteriormente, entre otros[42].

Para evitar la aparición de estas úlceras, la Asociación Española de Enfermería Vascular, nos indica que la terapia actual preventiva de las úlceras vasculares y del pie diabético, debe incluir una serie de hábitos higiénico-posturales, que serán de gran utilidad para acelerar la resolución de la úlcera y poder prevenir la aparición de nuevas lesiones; entre estos puntos cabe destacar: mantener un buen cuidado e hidratación de la piel[41].

Las úlceras vasculares se originan por un deterioro de la circulación cutánea[43]. Es fundamental establecer un diagnóstico diferencial entre los diferentes tipos de úlceras vasculares o de pie diabético, ya que el tratamiento local en determinadas situaciones clínicas difiere según la etiología, por ello se clasifica (según su etiología) en:

- Úlceras Venosas:

Ulceración venosa es el tipo más común de las úlceras de la pierna. Las úlceras venosas de la pierna se definen como lesiones abiertas entre la rodilla y la articulación del tobillo que ocurren en presencia de enfermedad venosa. Son la causa más común de úlceras en las piernas, representando entre el 60-80% de ellas. La prevalencia es entre 0.18% y 1%, aumentando esta prevalencia hasta el 4% en los mayores de 65 años. En un promedio de 33-60% de estas úlceras persisten por más de 6 semanas y por lo tanto se denominan úlceras venosas crónicas[43].

La insuficiencia venosa crónica (IVC) es la causa más común de las úlceras de la pierna. Se define como una anormalidad del funcionamiento del sistema venoso causada por una incompetencia valvular, asociada o no a la obstrucción del flujo venoso. Puede afectar al sistema venoso superficial, al profundo o a ambos. La IVC es la causante de aproximadamente el 75% de las úlceras de la pierna. El resto de úlceras venosas son producidas por alguna enfermedad arterial obstructiva periférica, neuropatía periférica, enfermedades infectocontagiosas, reumatológicas, hematológicas y tumores.

Las úlceras venosas se deben al mal funcionamiento de la válvula venosa y la insuficiencia de la bomba muscular de la pantorrilla que conduce a un estasis venoso e hipertensión. Los procesos que permanecen ocultos a la IVC, como las zonas cutáneas llamadas dermatoesclerosis, concluyen en la degeneración de las células de la piel, del tejido celular subcutáneo e incluso de la fascia, musculatura, tendones y tejido óseo, y se desarrolla una herida crónica con una limitada tendencia a la curación espontánea[42]. Todo esto se traduce en cambios en la microcirculación y una isquemia tisular localizada, ocasionando una considerable morbilidad y deterioro de la calidad de vida[44].

☐ Epidemiología:

Con referencia a la úlcera de etiología venosa se recomienda utilizar los siguientes datos epidemiológicos:

- o Entre aproximadamente el 75-80% de las úlceras de la extremidad inferior son de etiología venosa. La bibliografía es unánime al considerar la úlcera de etiología venosa la más común de las úlceras de la pierna. Aproximadamente el 70% de dichas úlceras se abren de nuevo tras la cicatrización.
- o La prevalencia de dichas úlceras es del 0,5-0,8%.
- o La incidencia de las úlceras venosas es entre 2 y 5 casos nuevos por cada mil personas y año[45].

En España se estima que alrededor del 71% de los pacientes que necesitan asistencia médica por cualquier motivo por parte atención primaria, señalan algún signo o síntoma relacionado con la Insuficiencia venosa crónica (IVC). Son más frecuentes en mujeres que en hombres, con una relación varón-mujer de 1-3. En lo referente a la calidad de vida de aquellos pacientes que presentan úlceras venosas cabe destacar sentimientos tales como: impacto emocional negativo en sus vidas, miedo, ira, resentimiento, aislamiento social, autoimagen negativa y dolor[45].

☐ Fisiopatología:

El eje central de la fisiopatología de las úlceras venosas es la hipertensión venosa ambulatoria (HTVA), secundaria a la disfunción en el cierre de las válvulas y que condiciona un mal retorno venoso y un flujo enlentecido que hace que los leucocitos se adhieran cada vez más al endotelio capilar cerrando cada vez más su luz, llegando a producir la lisis del endotelio, la liberación de factores inflamatorios provocando al infarto cutáneo y la úlcera venosa. Los factores de riesgo para el desarrollo de HTVA y el desarrollo de la posible úlcera son entre ellos: Obesidad, sedentarismo por la falta de uso del sistema de bomba muscular, alteraciones en el pie reduciendo el efecto de impulso sobre el flujo venoso, alteraciones hormonales, así como otros factores asociados tales como: trastornos hematológicos, traumatismos previos, intervenciones quirúrgicas, etc[45].

☐ Las principales características de las úlceras venosas son:

- o Los pulsos están presentes.
- o Tienen un tamaño variable (pueden ser desde muy pequeñas a inmensas rodeando la pierna).
- o Pueden ser únicas o múltiples úlceras unidas entre ellas. En la pierna donde existan más alteraciones varicosas las úlceras serán más llamativas.
- o Por regla general son redondeadas u ovaladas, aunque en alguna ocasión pueden ser irregulares.
- o Los bordes son suaves, de color rojo violáceo y brillante, con la cronicidad los bordes se vuelven más duros y pálidos.
- o Dependiendo del estado que presente la úlcera el fondo de la misma irá variando: de color rojo por lo general debido a la congestión, si hay esfacelos o necrosis será amarillento, si hay secreción purulenta indica la presencia de infección y cuando aparece abundante tejido de granulación nos indica que se está iniciando una favorable cicatrización.
- o Respecto al dolor, son moderadamente dolorosas. Pueden presentarse úlceras indoloras y otras muy dolorosas (por la presencia de infección y lesiones periulcerosas), mejorando con la elevación del miembro.
- o Su localización habitual es el área paramaleolar media y la región lateral interna del tercio inferior de la pierna. Sin embargo, pueden estar presentes en otras zonas de las piernas cuando son causadas por traumas e infecciones[45].

- Diagnóstico de las úlceras venosas.

Para determinar la etiología venosa en una úlcera, se puede llevar a cabo un diagnóstico inicial en función a las características definitorias de la herida o los criterios clínicos, pero es necesario completar el diagnóstico con estudios hemodinámicos y excepcionalmente angiográficos. De forma prioritaria, debe descartarse la etiología isquémica mediante la palpación de pulsos y la realización del Índice tobillo brazo (ITB). Los métodos no invasivos que resultan más útiles clínicamente son en orden de importancia: el eco-doppler, el doppler continuo, y la pletismografía aérea o neumopletismografía[45].

- Recomendaciones generales en el tratamiento de las Úlceras venosas:

El tratamiento de cualquier tipo de herida debe ser personalizado (considerar los factores propios e individuales del paciente, con los recursos materiales y humanos que contamos y el nivel socioeconómico del paciente para poder hacer frente a la continuidad de los cuidados y su tratamiento).

- El tratamiento debe centrase en una serie de actuaciones principales:

o Tratamiento de la estasis venosa con reposo y terapia compresiva.

Mediante un vendaje se consiga favorecer el retorno venoso aplicándole una determinada presión ejercida de la parte distal a la próximal para que los líquidos lleven un recorrido centrípeto[45]. Con esta técnica se consigue mejorar la sintomatología, la microcirculación capilar y el edema retrasando la progresión de la ulceración y mejorando la cicatrización para evitar la formación de úlceras crónicas, las cuales van a repercutir de formar negativa sobre la calidad de vida relacionada con la salud (CVRS) de los pacientes. Sin embargo, el cumplimiento con el tratamiento de vendaje compresivo puede ser de tan solo uno de cada tres pacientes ambulatorios[46]. En úlceras por insuficiencia venosa crónica, los niveles de citosinas antes y después de una terapia compresiva, van a ser cruciales para la curación de las mismas. Se han llevado a cabo investigaciones que muestran que, elevados niveles de citosinas inflamatorias han estado implicados en la patogénesis de la no curación y en la insuficiencia de úlceras venosas crónicas[42].

Recomendaciones en el uso de la terapia compresiva (TC).
- Realizar un ITB antes de aplicar la TC y en controles posteriores.
- Pacientes con ITB menor a 0,8 o con diabetes es aconsejable que la compresión se realice por profesionales con cierta experiencia en la dicha terapia y con el cuidado en la posible aparición de complicaciones.

- Se deben usar vendajes multicapas que efectúen una compresión superior a 40 mmHg.
- Al inicio de la compresión, se debe evaluar la tolerancia del paciente y estado de la piel a las 24-48h, la perfusión arterial debe revaluarse de forma periódica, especialmente en ancianos donde las cardiopatías son más frecuentes[45].

  o Terapia tópica, con cobertura local manteniendo limpio y húmedo el lecho de la herida y sea capaz de absorber el exudado[46].

El exceso de exudado es un factor que impide la cicatrización (debido a un aumento de enzimas proteolíticas y de los niveles de citoquina proinflamatoria lo que reduce los niveles de los factores de crecimiento). En las úlceras venosas por ser el estasis y la hipertensión la principal causa tendrán un mayor grado de humedad por lo tanto se recomienda la utilización de apósitos que permitan controlar el exudado de la herida[45]. Las heridas que se desarrollan en un ambiente húmedo con respecto a aquellas mantenidas en un ambiente seco cicatrizan entre tres a cinco veces más rápido y con menos dolor. Por tanto el medio húmedo favorece las condiciones fisiológicas para la cicatrización, aumentando la emigración celular para la epitelización, la síntesis de colágeno, la formación de tejido de granulación y la angiogénesis[46].

o Control de la infección:

Las úlceras venosas de más de unos 6 meses de evolución están multicolonizadas, especialmente con stafilococus aureus y pseudomonas. Esta colonización bacteriana hace que la etapa inflamatoria se perpetúe (por un aumento de las metaloproteasas)[47]. El tejido subcutáneo que en las úlceras queda expuesto supone un ambiente favorable para la colonización de microorganismos tanto aerobios como anaerobios desembocando en un compromiso en la respuesta inmune, dando lugar a una infección. Dicha infección de las heridas será tratada con antibioticoterapia, conforme con los resultados del Gram, del cultivo y del antibiograma[45].

o Control de recidivas:

Mediante una serie de medidas preventivas (reposo y elevación de los miembros inferiores, uso de medias de compresión, evitar traumatismos en miembros inferiores, el paseo y los ejercicios de elevación del talón y control periódico la situación clínica por parte del equipo sanitario)[46].

- Úlceras Arteriales:

Las ulceras arteriales son lesiones que aparecen como consecuencia de un déficit de riego sanguíneo y procesos isquémicos crónicos, siendo la causa más importante de los procesos obstructivos arteriales de las extremidades inferiores las obstrucciones ateriosclerótica[48]. Diferenciamos dos tipos de ulceras producidas por la isquemia: aquellas que afectan a capilares, llamadas "úlceras por microangiopatía", y si afectan a vasos sanguíneos de pequeño, mediano y gran tamaño, las "úlceras por macroangiopatía"[48].

- Epidemiología

Existe dificultad a la hora de establecer datos de incidencia con suficiente fiabilidad, principalmente por el número de personas con lesiones arteriales que cursan de forma asintomática. En uno de los últimos estudios epidemiológicos sobre úlceras de MMII desarrollado por el grupo nacional para el estudio y asesoramiento en úlceras por presión (GNEAUPP), se estima que el 7,2% de las lesiones localizadas en MMII son de etiología arterial. La prevalencia de las úlceras arteriales se sitúa alrededor del 5% de todas las úlceras vasculares, y la incidencia suele situarse entre 20 y 40 por cada 100.000 personas y año[48].

- Las principales características de las úlceras arteriales son:

   o Ausencia de pulsos arteriales (pedio, tibial, poplíteo y femoral), como signo indudable para un correcto diagnóstico inicial, ya que mediante las posteriores exploraciones hemodinámicas se realizará la confirmación diagnóstica[48].
   o Coloración amarillenta, gris o negruzca[48].
   o Dolor intenso[48].

Existen dos tipos característicos de dolor[28]:
   - La claudicación intermitente: se reconoce como un dolor del tipo "calambre". El paciente puede presentar claudicación en el pie, pantorrilla, muslo y nalga tanto por separado como en zonas contiguas. Este dolor suele producirse con el mismo nivel de ejercicio y que el reposo lo alivia rápida y completamente[45].
   - Dolor isquémico en reposo: suele ser un dolor nocturno de gran intensidad que afecta de forma difusa al pie en la zona distal a los huesos del tarso, aunque el dolor puede estar localizado cerca de la úlcera isquémica. Aquellos pacientes que para dormir tienen la pierna en posición horizontal les suele despertar el dolor, por tanto aprenden a dormir con el pie en declive[45].

   o Tamaño pequeño, profundas, fondo seco y necrótico[48].
   o Ausencia de tejido de granulación, bordes redondeados y definidos[48].
   o Piel circundante pálida y sin vello[48].

☐ Diagnóstico de las Úlceras arteriales

Antes de llevar a cabo métodos diagnósticos invasivos y no invasivos es preciso realizar una anamnesis y exploración física del paciente. Es necesario inspeccionar las extremidades inferiores en busca de alteraciones tales como: úlceras, gangrena, edema y atrofia, así como detectar complicaciones causante de la enfermedad arterial periférica, como por ejemplo: cambios en el grosor de las uñas, ausencia de crecimiento de vello, sequedad y frialdad de la piel. Es necesario realizar una palpación cuidadosa de los pulsos (femoral, poplíteo, tibial posterior y pedio) y auscultación de soplos.

Los métodos de diagnósticos no invasivos que resultan más útiles clínicamente son: Foto pletismografía (FPG), Índice Tobillo Brazo (ITB). Ergometría o prueba de esfuerzo, y Eco-Doppler arterial. Estudios han mostrado que la sensibilidad del ITB es de 90% con una especificidad de 98% para la detección de estenosis hemodinámicamente significativa. Por ello, vamos a explicar brevemente en que consiste; La técnica trata de obtener la presión braquial bilateral, a continuación, se coloca el manguito a nivel supramaleolar y se obtiene la presión a nivel del tobillo en la arteria pedia y tibial posterior. Este ITB se calcula dividiendo la presión de valor más alto en el tobillo entre la mayor presión braquial obtenida[45]. El ITB se debe de medir en todos los pacientes que tengan dolor en algún miembro inferior durante el ejercicio, a los pacientes entre 50 y 69 años con factor de riesgo cardiovascular (diabetes o tabaquismo) y ≥ 70 años con independencia de los factores de riesgo. Las contraindicaciones de dicha técnica son: flebitis, trombosis venosa superficial o profunda, linfangitis o cualquier dispositivo rígido u ortésico en las extremidades (órtesis, yesos, etc.)[48].

o La interpretación de dicho índice es la siguiente:
- Normal: ITB 1.
- Asintomáticos: ITB entre 0,9 y 1.
- Claudicación intermitente: ITB entre 0,5 y 0,9.
- Isquemia crítica: ITB entre < 0,5[45].

☐ Recomendaciones generales en el tratamiento de las Úlceras arteriales:

El cuidado de la persona con úlceras arteriales va dirigido principalmente a controlar y evitar la aparición de nuevas úlceras y promover su autocuidado, mediante información y formación adaptada a cada paciente por parte de los profesionales de la salud.

La severidad de la insuficiencia arterial se puede clasificar según la Clasificación de Fontaine *(Véase Anexo 9)*[48].

o Cuidados de la piel: tratamiento tópico.

Para la higiene diaria utilice jabones o sustancias con potencial irritativo bajo sobre el ph de la piel. Se recomiendan jabones con un ph similar al de la piel (5,5) para no irritarla. El lavado diario de los pies no debe durar más de cinco minutos y a una temperatura de 37º. Se debe secar con precisión los espacios interdigitales, ya que la humedad podría provocar maceración e infecciones, el secado se debe realizar con cuidado y mediante contacto con una toalla suave, evitando la fricción para no lesionar la piel. Hay que inspeccionar en cada higiene diaria la presencia de irritación, lesiones, callosidades, grietas o edemas en los pies, debido a que cualquier tipo de lesión por mínima que sea puede ser la puerta de entrada de infecciones[48].

Una buena limpieza es esencial para conseguir las condiciones necesarias que favorezcan el ambiente óptimo para la cicatrización de la úlcera y disminuir el riesgo de infección[42]. Como norma general, limpie las heridas con el suero fisiológico o el agua destilada, posteriormente secar cuidadosamente. Para el lavado aplique una presión (1-4kg/cm^2) que garantice el arrastre del detritus producido por las bacterias[48].

o Desbridamiento:

Se debe evitar el desbridamiento cortante en caso de "necrosis secas" (lesiones isquémicas) de tejidos que precisan ser revascularizados, "miembros sin pulso", debido a que aumentarán las posibilidades de sepsis y amputación. Sin una revascularización que restaure la circulación arterial, las posibilidades de la curación son mínimas, siendo un signo de mal pronóstico y aumentando la posibilidad de amputación[48].

o Manejo de la carga bacteriana: en caso de sospecha de infección se recomienda llevar a cabo un cultivo y antibiograma. Cuando existe diseminación de la infección (celulitis, sepsis, osteomielitis) o infección activa se recomienda el uso de antibióticos sistémicos[48].

o Manejo del exudado y elección de apósito: después de la revascularización, realizaremos la cura en ambiente húmedo ya que ha demostrado una mayor efectividad clínica favoreciendo la cicatrización[48].

Por último, se valorará el aspecto de la lesión y la elección del apósito más apropiado en función de la exudación, estado de granulación, si hay o no necrosis, infección, etc. *(Véase Anexo 10)*[49]. Es importante no realizar vendajes compresivos para evitar el aumento del dolor.

7.2 Úlceras por Presión.

Se define la úlcera por presión como "toda lesión de la piel y/o el tejido subyacente producida cuando se ejerce una presión sobre un plano o prominencia ósea, o la presión en combinación con las fuerzas de cizalla, provocando un bloqueo del riego sanguíneo a este nivel; como consecuencia de lo cual, se produce una degeneración rápida de los tejidos".

En ocasiones, también pueden aparecer sobre tejidos blandos sometidos a una presión externa por diferentes materiales o dispositivos clínicos[50].

Tanto las UPP como las heridas crónicas precisan de un periodo muy prolongado de tiempo para su cicatrización, cicatrizando por segunda intención, en un proceso que elimina y reemplaza el tejido dañado. Una herida se cronifica cuando en un periodo de seis semanas aproximadamente no se ha finalizado el proceso de cicatrización. Es imprescindible un adecuado manejo de la carga bacteriana para evitar la infección local y mejorar la evolución de la cicatrización, ya que las heridas crónicas están contaminadas o colonizadas por gérmenes[16].

Las UPP se diferencian de otro tipo de heridas crónicas a partir de su propia denominación. En otro tipo de lesiones como úlceras venosas, arteriales o pie diabético, su desarrollo es debido a la propia enfermedad subyacente, en cambio, en las UPP se hace hincapié en la propia presión como causa primaria de su aparición[50].

☐ Etiopatogenia:

La mayoría de las UPP son producidas principalmente por la acción combinada de factores extrínsecos, tales como: fuerza de presión, fricción y cizallamiento[16].

- o Presión: es el factor más importante en la presencia de UPP. Es una fuerza que actúa perpendicular a la piel y produce oclusión vascular, isquemia, hipoxia y necrosis vascular.
- o Fricción: se produce una abrasión en la piel cuando la superficie corporal (piel) roza con otras superficies (sábanas, ropa…).
- o Cizallamiento: Combina los efectos de presión y fricción. Fuerzas paralelas, la fascia superficial (piel) y la fascia profunda (esqueleto). Ocasionando lesiones en los tejidos profundos[16].

Como planos duros tenemos: el plano duro esquelético y las prominencias óseas del paciente y el otro plano duro por lo general, es externo al paciente, (ejemplo: la cama, la silla, calzado u otros objetos)[51], al que se le pueden asociar fuerzas tangenciales que actúan como elementos cortantes o desgarradores, que inducen lesiones en los planos profundos[52].

En 1930, los trabajos del fisiólogo británico Landis, permitieron determinar en voluntarios sanos, que la presión capilar normal oscila entre 16 mmHg en el espacio venoso capilar, y los 33 mmHg en el espacio arterial capilar. Se puede considerar los 20 mmHg como presión máxima, (presión de oclusión capilar). Los niveles de presión entre la piel y una superficie de apoyo son superiores a las cifras de presión de cierre capilar, y estos niveles de presión se incrementan a medida que nos acercamos a una prominencia ósea[39]. Si se ejercen presiones superiores a estos 20 mmHg comentados en una zona corporal y durante un tiempo prolongado, se produce un estado de isquemia, impidiendo la llegada oxígeno y nutrientes a los tejidos provocando una degeneración de estos, originando alteraciones a nivel de la membrana celular y la liberación de aminas vasoactivas. Si esta isquemia se prolonga en el tiempo se puede producir necrosis y muerte celular[52].

☐ Clasificación de las UPP: Clasificación según National Pressure Ulcer Advisory Panel (NPUAP) y European Pressure Ulcer Advisory Panel (EPUAP).

o Categoría I: Se caracteriza por eritema no blanqueable en piel intacta. La piel está enrojecida, eritematosa e incluso violácea, en zonas que habitualmente recubre a una prominencia ósea, pero que no desaparece tras aliviar la presión. La zona afectada puede ser dolorosa, firme, suave, más caliente o más fría en comparación con los tejidos adyacentes[53].

o Categoría II: La epidermis y dermis se presentan con solución de continuidad, en ocasiones incluso con piel negra y ligeramente indurada, o flictenas. Es una ulceración superficial que clínicamente se presenta, como una flictena o abrasión.

Si existe presencia de hematoma, puede ser motivo de lesión en tejidos más profundos[53].

o Categoría III: Se caracteriza por la pérdida total del espesor de la piel que implica necrosis del tejido subcutáneo, que podría extenderse hacia la fascia subyacente, (es decir hasta el tejido muscular pero sin llegar al hueso), por lo general puede incluir la presencia también de cavitaciones y tunelizaciones[53].

o Categoría IV: Presencia de destrucción extensa, necrosis de tejidos, o lesión del músculo, incluso llegando al hueso y/o estructuras de apoyo, con o sin pérdida total del espesor de la piel, (pueden afectar a las articulaciones, tendones y cavidades del organismo)[40].

☐ Epidemiología

Las úlceras por presión (UPP), suponen un problema por su prevalencia y sus repercusiones sobre los pacientes en relación con su estado de salud, calidad de vida y en términos económicos sobre el uso de los sistemas sanitarios y sociales debido al elevado número de pacientes al que afectan, al gasto del tratamiento médico-quirúrgico y a la prolongación de estancias hospitalarias, por tanto, esta patología se convierte en un problema sociosanitario de primer orden en cualquier país[54].

Las UPP son heridas crónicas que vulneran de forma importante la calidad de vida relacionada con la salud (CVRS), de aquellos pacientes que las sufren. Se entiende por CVRS, "el valor asignado a la duración de la vida en función de la percepción de limitaciones físicas, psicológicas, sociales y de disminución de oportunidades a causa de la enfermedad, sus secuelas, el tratamiento y/o las políticas de salud", y constituye una percepción subjetiva, influenciada por el estado de salud actual, y la capacidad del individuo para desempeñar aquellas actividades que considera importantes en su día a día[55]. Por tanto es esencial que los profesionales de salud, no solo centren su atención en la curación, el cuidado y los síntomas, sino también realizar actividades de promoción de la salud que eviten la reaparición de las úlceras.

A través de los estudios nacionales de prevalencia de las UPP en España, realizados por el Grupo Nacional para el Estudio y Asesoramiento en UPP (GNEAUPP), se conoce que las UPP son las heridas crónicas que se presentan con mayor frecuencia en todos los niveles asistenciales y afectan al 84,7% de personas mayores de 65 años, de las cuales el 60,6% son mujeres. En coste suponen, aproximadamente, el 5,2% del gasto sanitario total en España[42].

La prevalencia media de UPP en 2009 (tercer estudio Nacional de UPP), está aproximadamente entre 8,25% y 8,34% en atención domiciliaria, 8,81% en los hospitales y 7,60% en centros de salud. Sin embargo, debemos tener en cuenta que el 95% de estas úlceras se podrían haber evitado[42]. La prevalencia de UPP en 2013, (cuarto estudio Nacional de UPP), se mantiene estable entre el 7% y el 8% en hospitales, ha aumentado a un rango del 7,9% al 9,1% entre personas en atención domiciliaria, y aumenta bastante, a un 12,6-14,2%, en centros de salud[54].

Las localizaciones más frecuentes en todos los niveles asistenciales son por orden de mayor ocurrencia: sacro y talones con una gran diferencia con respecto al resto de localizaciones[48] *(Véase Anexo 11)*[51].

☐ Factores de riesgo

Existen una serie de factores de riesgo que predisponen a la aparición de UPP y que se deberían tener en cuenta, como son:

- o Intrínsecos: son consecuencia de diferentes problemas de salud[16].
    - Envejecimiento de la piel.
    - Enfermedades concomitantes: Respiratorias o cardiacas.

- Alteraciones sensitivas: Pues se disminuye la percepción del dolor y se disminuye hiperemia reactiva como consecuencia de la disminución de sensibilidad cutánea.
- Alteraciones motoras: Inmovilidad, lesiones medulares.
- Alteraciones nutricionales: como la obesidad o sobrepeso, delgadez, déficit de vitaminas, o el déficit hídrico.
- Alteraciones de la circulación periférica: Como problemas de la microcirculación o presencia de hipotensiones mantenidas.
- Alteraciones cutáneas: Edema, sequedad de la piel, falta de elasticidad.
  - Factores extrínsecos:
    - Humedad.
    - Pliegues y objetos extraños en la ropa.
    - Tratamiento farmacológico: Con fármacos del tipo de vasoconstrictores, inmunosupresores, sedantes[16].

- Prevención de las Úlceras por Presión

La prevención de úlceras por presión es una labor compleja pero a la vez interesante porque ofrece la posibilidad de marcar una diferencia real en los resultados de salud del paciente. Estos resultados son posibles mediante el trabajo en equipo, para lo que es esencial una herramienta eficaz y sencilla, que defina una pauta de actuación unificada. Según la GNEAUPP (Grupo Nacional para el Estudio y Asesoramiento de Úlceras por Presión y heridas crónicas) la prevención es un derecho universal que todos debemos reclamar[16].

Existe la certeza según los últimos estudios realizados de que el 95% de todos los casos de UPP se pueden prevenir, por ello, al ser un problema evitable, la conclusión sería que se podrían exigir responsabilidades tanto a profesionales como a instituciones socio-sanitarias[16].

Vamos a clasificar las principales medidas preventivas en tres bloques:
  - Control de los factores etiológicos: presión, fricción y cizallamiento.
    - Movilización: En cuanto sea posible educar al paciente a movilizarse por sí mismo de forma frecuente para de este modo redistribuir el peso y la presión.
    - Cambios posturales: Para poder reducir el tiempo y la cantidad de presión a la que el paciente está expuesto. En pacientes encamados cambios cada 2-3h siguiendo

una rotación programada e individualizada, según el riesgo y las características del paciente, durante la noche es aconsejable respetar el descanso del paciente pero no superar las cuatro horas en la realización de cambios posturales.
- Superficies especiales para el manejo de la presión: Consiguen reducir considerablemente la presión, y nos van a servir para la prevención de las UPP pero por sí solos no son suficientes y no son sustitutos de las movilizaciones.
- Protección local ante la presión: Mediante el uso de apósitos con capacidad para una reducción de la presión en prominencias óseas se consigue una prevención de las UPP[16].

o Control de los factores etiológicos: Humedad.
- Humedad: la exposición constante o frecuente de la piel a determinados fluidos orgánicos, (orina, sudor, heces, exudado), puede provocar lesiones cutáneas o el agravamiento de las existentes. Para la protección de la piel frente a la humedad es preciso del uso de productos absorbentes y de productos barrera para disminuir el efecto de los irritantes químicos y la humedad sobre la piel sana[16].

o Control de los factores coadyuvantes:
- Nutrición e hidratación: La alteración de nutrición por defecto o exceso influirá en la aparición de UPP. Es necesario para su prevención, administrar suplementos hiperprotéicos de nutrición enteral (para evitar situaciones carenciales; si ya presenta úlceras, considerar que las necesidades nutricionales de una persona con úlceras por presión están aumentadas). En úlceras en estadío avanzado (grado III- IV) la pérdida de líquido a través de la herida es mayor, de modo que debe mantenerse un adecuado aporte hídrico (30 cc/kg/día)[16].

☐ Valoración:

o Se debe llevar a cabo una valoración del riesgo de desarrollar UPP a aquellos pacientes con un deterioro de la actividad o movilidad, mediante la Escala de Braden[19].
o En el momento del ingreso tras un estado clínico relevante o un cambio en su estado de salud, valorar al paciente.
o En dicha valoración debemos tener en cuenta el riesgo de

desarrollar determinadas variables clínicas tales como: La incontinencia, movilidad, estado nutricional y neurológico del paciente[16].

☐ Tratamiento y cuidado de las Úlceras por Presión:
La adecuada valoración e identificación permitirán establecer los cuidados específicos más adecuados para evitar o minimizar esos riesgos y lesiones, además de permitir dirigir y optimizar el esfuerzo terapéutico solo analizando bien cada caso, podremos optimizar los cuidados. Los cuidados eficientes, se centra en el logro de unos resultados esperados, a través de una serie de intervenciones profesionales que la enfermera ha de planificar y ejecutar un plan de cuidados[56,57].
   o Aspectos generales del manejo local de la lesión.
      ▪ Realizar la valoración de la úlcera de manera periódica al menos una vez a la semana, o siempre que existan cambios que así lo sugieran (Evidencia Baja).
      ▪ Para controlar el dolor local valore el uso de geles de opiáceos como analgésicos tópicos (Ej. Hidrogel de Clorhidrato de Morfina) (Evidencia Moderada).
      ▪ Utilizar medidas coadyuvantes para el manejo del dolor (como la cura en ambiente húmedo, el horario reglado, o humedecer los apósitos antes de retirarlos) (Muy Baja)[56].

   o Limpieza.
      ▪ Como norma general limpiar las heridas con suero fisiológico, agua destilada o agua del grifo potable (Evidencia Alta).
      ▪ Aplicar una presión de lavado que garantice el arrastre de detritus bacterias y restos de curas sin lesionar tejido sano (1-4 kg/cm^2) (Jeringa de 20 a 35 cc y una aguja o catéter de 19 mm de diámetro) (Evidencia Moderada)[56].

   o Los antisépticos no deben de utilizarse de manera rutinaria en la limpieza de lesiones crónicas (Evidencia Moderada). La utilización de antisépticos en úlceras por presión, requiere conocer y comprender de qué situación se encuentra la lesión en relación con los gérmenes. Existe una situación especial para el uso de antisépticos, en heridas que van a ser sometidas a desbridamiento cortante, en cuyo caso habría que usarlo antes y después del procedimiento, limpiando a continuación la herida con

Suero Fisiológico para poder eliminar los restos de Clorhexidina[16].

o Desbridamiento. Control del tejido no viable.
- "Acción que nos posibilita la retirada de los tejidos desvitalizados, los restos de detritus y cuerpos extraños presentes en el lecho de la lesión"[16].
- La presencia en el lecho de la herida de tejido necrótico, bien sea como escara negra, amarilla, de carácter seco o húmedo, actúa como medio ideal para la proliferación bacteriana e impide el proceso de curación[16].
- Los principales objetivos del desbridamiento son: Eliminar el sustrato óptimo para la infección, aliviar la carga metabólica en la lesión, facilitar la curación: acelerando la fase proliferativa y de remodelación tisular, mejorar la restauración estructural y la función de la piel, detectar y desenmascarar posibles abscesos, permitir evaluar la profundidad de la úlcera, detener la perdida de proteínas controlando el tipo de exudado y por último controlar el olor y dolor de la herida[56].
- Consideraciones a tener en cuenta antes de iniciar el desbridamiento tales como:

- Valorar al paciente teniendo en cuenta su situación de salud, posibilidades de curación, y tener en cuenta aquellos pacientes que presentan una enfermedad terminal.

- Control del dolor. Salvo raras excepciones, las heridas crónicas son dolorosas. Es conveniente la necesidad de pauta analgésica y/o anestesia local debido a que el dolor puede verse aumentado por los métodos de desbridamiento.

- Vascularización del área lesional debido a que las heridas crónicas pueden tener una vascularización deficiente o inadecuada.

- En el caso de placas necróticas situadas en talón, que no presenten edema, eritema, fluctuación o drenaje, puede no ser necesario su desbridamiento inmediato, siendo necesario el seguimiento diario de la lesión y controlando la aparición de dichos signos[56].

o La colonización y la infección bacteriana en las úlceras por presión.
- La limpieza y el desbridamiento minimizan la contaminación y mejoran la curación ya que eliminan los niveles altos de bacterias en heridas

que contienen tejidos necróticos (Evidencia Alta). Por ello, ante la presencia de signos de infección local deberá intensificarse la limpieza y el desbridamiento.
- Considerar el inicio de un tratamiento antibiótico local con efectividad contra los microorganismos que más frecuentemente infectan las úlceras por presión, por ej. sulfadiazina argéntica, ácido fusídico, en úlceras limpias que no curan o continúan produciendo exudado después de 2 a 4 semanas de cuidados óptimos. (Evidencia Alta).
- Sólo se recomienda el uso de antibióticos sistémicos cuando existe diseminación de la infección (celulitis, sepsis, etc.) (Evidencia Alta).
- No se recomienda el uso sistemático de antibióticos para la prevención de infecciones en UPP (Evidencia Alta).
- Realizar cultivos bacterianos de tejidos blandos cuando la úlcera no responda a la terapia antibiótica local después de otras dos semanas de tratamiento. Identificado el germen se habrá de plantear un tratamiento antibiótico específico, revaluar al paciente y la lesión. (Evidencia Muy Baja)[56].

o Manejo de la carga bacteriana.
- La limpieza y desbridamiento, son efectivos para el manejo de la carga bacteriana de lesiones contaminadas y/o infectadas. La asociación con apósitos de plata la hace aún más eficaz (Evidencia Alta)[56].

o Cura en ambiente húmedo.
- La cura en ambiente húmedo ha demostrado mayor efectividad clínica y rentabilidad que la cura tradicional, en seco (Alta).
- No hay diferencias en la efectividad clínica (cicatrización) entre productos de tratamiento para la cura en ambiente húmedo, por tanto para su selección considere otros elementos como: el tipo de tejido, el exudado, la localización, la piel perilesional y el tiempo del cuidador (Evidencia Alta)[56].

7.3 Quemaduras.

Las quemaduras son un tipo específico de lesión de los tejidos blandos producidos por agentes físicos, químicos, eléctricos o radiaciones.

Una quemadura grave puede poner en peligro la vida del paciente y requiere atención médica inmediata. La gravedad de la quemadura depende de la temperatura del medio que la causó y la duración de exposición a ésta por parte de la víctima. La gravedad también está determinada por su ubicación en el cuerpo, el tamaño, así como la edad y el estado físico de la víctima

El objetivo de este protocolo es unificar las actuaciones de enfermería ante un paciente gran quemado a su llegada a urgencias ya que una actuación rápida y eficaz en las primeras horas del suceso disminuye la morbi-mortalidad, el riesgo de sufrir cualquier tipo de shock asociado y mejora el pronóstico la calidad de vida del paciente al alta.

Es necesario resaltar la diferencia entre un paciente con quemaduras locales, sin afectación sistémica, y el síndrome del gran quemado que es una patología crítica donde las quemaduras pasan a un segundo plano, ya que nos enfrentamos a un paciente inestable con numerosas complicaciones tempranas y tardías.

El pronóstico depende de la extensión y la profundidad de la lesión, hay ciertas zonas (manos, pies, cara, cuello y periné) que por sí solas producen incapacidad o pueden poner en grave riesgo al paciente si no son tratadas adecuadamente.

- Las quemaduras se pueden clasificar según:
  - Su profundidad:
    - Quemaduras epidérmicas o de primer grado[58].

Son las más superficiales y dolorosas, afectando únicamente a la epidermis. Exteriormente se distinguen por ser lesiones eritematosas, levemente inflamatorias, donde se conserva la integridad de la piel. Los ejemplos más clásicos son los de origen solar o por escaldadura de agua.

Para su tratamiento, en primer lugar se hace una limpieza de la superficie quemada, inicialmente hidroterapia, en condiciones de asepsia, con suero salino estéril al que se le añadó algún jabón bactericida (ej.: clorhexidina). Esto permite hacer una valoración inicial de la quemadura.

Es necesaria la analgesia, e incluso a veces la sedación anestésica porque a continuación hay que proceder a la fricción de la superficie quemada con una compresa estéril y grandes cantidades de solución salina estéril.

Con el cepillado de la herida se consigue eliminar los cuerpos extraños y los restos cutáneos necróticos.

Es preferible dejar las ampollas intactas porque se acelera la curación al conservar húmeda la superficie de la herida y, además disminuye mucho el riesgo de infección, al preservar la barrera cutánea, y las cicatrices son menos profundas. Las quemaduras deben ser desbridadas diariamente y cada 3-5 días revaluada por el cirujano (se trata de lesiones dinámicas).

Aunque sean de primer grado y no requieran ningún tratamiento tópico especifico, para la disminución del dolor se pueden administrar anti-inflamatorios no esteroideos tópicos, pomadas de Aloe Vera (eficaz anti-inflamatorio, antagoniza las acciones de TxA2) y por último se aconseja cubrir con apósitos secos.

- o Quemaduras dérmicas superficiales o de segundo grado superficial[59,60].

Implica la primera capa y parte de la segunda, dañan el estrato facial afectando solo la dermis papilar. No se presenta daño en las capas más profundas, ni en las glándulas de sudor o las glándulas productoras de grasa.

Con frecuencia aparecen flictenas o ampollas intactas como resultado del edema subyacente. Son también dolorosas y de aspecto rosáceo y si se retiran las flictenas, la imagen es clásicamente descrita como un "rocío hemorrágico" (exudativas e hiperémicas).

- o Quemaduras dérmicas profundas o segundo grado profundo.

La afectación llega hasta la dermis reticular, penetra por todo el espesor de la piel; incluyendo nervios, vasos sanguíneos, linfáticos, etc. Se destruyen folículos pilosebáceos y las glándulas sudoríparas, se compromete la capacidad de regeneración.

Presencia de flictenas o ampollas rotas, el lecho de la quemadura es de aspecto pálido y moteado. Disminución de la sensibilidad o hipoalgesia en algunos casos e hiperalgesia en otros días revaluadas por el cirujano (se trata de lesiones dinámicas).

Este tipo de quemadura no duele al contacto, debido a que las terminaciones nerviosas son destruidas por la fuente térmica[59,60].

- o Quemaduras de espesor total o de tercer grado.

Implican la destrucción del espesor total de la piel. El paciente no manifiesta dolor en la lesión debido a la afectación de las terminaciones nerviosas, salvo en los tejidos sanos colindantes.

Se distinguen por la formación de una escara de consistencia apergaminada y de color Blanquecino[59,60].

- o Quemaduras de cuarto grado.

Se refiere a situaciones donde el daño se extiende a estructuras profundas como músculos, tendones y hueso. Estas quemaduras se denominan también carbonización.

Suelen presentarse en quemaduras por frio y congelación. Puede desembocar en necrosis y caída de las extremidades (brazos o piernas)[59,60].

- ☐ Según su agente etiológico:
- o Térmicas:
  - ▪ Escaldaduras: producidas por normalmente por agua o aceite.

- Llamas: Producidas por fuego.
- Sólido caliente: Producida por contacto con superficies muy calientes (planchas, hornos, calefactor.)
- Fogonazos o flash: Producidas por el calor producido en un cortocircuito.
- Frío: Producidas por hipotermia (eritema pernio, pie de trinchera o pie de inmersión) o congelación (temperatura inferior a 0°C)[61].

o Eléctricas:

El 3% de las quemaduras son eléctricas. Las lesiones producidas por electricidad varían en función de distintos parámetros: de la resistencia de la piel y mucosas, del tipo de corriente eléctrica y de la frecuencia y duración del contacto.

Las de bajo voltaje dan lugar a quemaduras más leves, que semejan a las producidas por agentes térmicos. Se diferencian de las térmicas en que aunque la afectación cutánea sea escasa no implica que no exista afectación de tejidos internos.

La lesión orofacial por mordedura de cables es una lesión frecuente en la infancia. Hay que vigilar a las 2-3 semanas de producirse la lesión el desprendimiento de la escara que puede provocar una hemorragia profusa. Las complicaciones que se pueden producir son tetania muscular, edema por destrucción tisular, o fallo renal por depósito de mioglobina.

Se debe realizar en las pruebas complementarias un ECG y un sedimento urinario con determinación de mioglobinuria. En el tratamiento se instaura fluidoterapia IV paran forzar diuresis con alcalinización de la orina para evitar el depósito de mioglobina en los túbulos renales. Además puede ser necesaria la realización de escarectomías y fasciotomías[62].

o Por radiación:

Producidas por exposición a otras energías (rayos x o ultravioletas). Estas quemaduras producen en los tejidos una inflamación, eritema y descamación seca o húmeda, ampollas y hasta ulceras[61].

Exposiciones prolongadas al sol, pueden llegar a producir enfermedades como melanoma. Las quemaduras producidas por rayos ultravioletas como la radiación solar, se caracterizan por los signos de piel roja, ampollas, erupción cutánea y peladura de la piel. Los síntomas suelen ser temporales, pero el daño cutáneo con frecuencia es permanente y puede tener efectos a largo plazo, como cáncer de piel[61].

o Por rozamiento:

Producidas por fricción o rozamiento de la piel con superficies duras[61].

o Químicas:

El grado de la lesión depende de la concentración del agente, su cantidad vertida, duración de la exposición, mecanismo de acción y profundidad de penetración del agente[61].

Las quemaduras químicas tienen en común en que el aspecto inicial es de una lesión superficial, subestimándose el daño, ya que el efecto corrosivo de algunos compuestos (ácido clorhídrico y ácido sulfúrico presente en fertilizantes y pinturas entre otros compuestos) puede continuar hasta una semana más tarde de la exposición, generando lesiones graves y profundas[61].

- Su criterio de gravedad:
  - Graves: Todas las quemadura de 2º grado superficiales con más del 30% de extensión.
  - Todas las de 2º grado profundas y las de 3º grado con más del 10% de extensión.
  - Todas las que se acompañan de lesiones respiratorias importantes.
  - Todas aquellas eléctricas profundas (repercusión hemodinámica)[63].
  o Moderadas:
  - Quemaduras de 2º grado superficiales con un 15-30% de extensión.
  - Todas la de 2º o 3º grado de menos del 10% de extensión.
  - Todas las de 2º grado profundas y las de 3º grado con menos del 1%, dependiendo de la localización[63].
  o Leves:
  - Todas aquellas quemaduras de 2º grado superficiales con menos del 15% de extensión.
  - Todas las de 2º grado profundas y las de 3º grado con menos del 1%, dependiendo de la localización[63].

7.4 Heridas Quirúrgicas.

La herida se define como una solución de continuidad de un tejido, generalmente la piel, producida por un agente traumático. Como consecuencia de la agresión de este tejido existe riesgo de infección y posibilidad de lesiones en órganos o tejidos adyacentes como músculos, nervios y/o vasos sanguíneos[64].

- Las heridas pueden tener distinto grado de gravedad en función de las siguientes características:
  - Heridas punzantes: son originadas por elementos puntiagudos como agujas o anzuelos y existe la posibilidad de que el corte ocasione hemorragias internas o dañe las

cavidades subyacentes.
- Heridas cortantes: son producidas por objetos con filo tales como vidrios o cuchillos, además de ocasionar una hemorragia escasa, puede llegar a poner en riesgo músculos, nervios y tendones.
- Abrasiones: se refiere básicamente a raspaduras, provocadas por la fricción de la piel con una determinada superficie. Aunque se considera una herida superficial, se debe tener en cuenta la posibilidad de infección, No obstante suelen curarse de forma acelerada.
- Laceraciones: Se refiere a una abertura en la piel y/o un desgarro en los tejidos, son provocadas por elementos de bordes serrados y superficialmente son irregulares. De acuerdo al tamaño las laceraciones pueden ser menores o requerir alguna intervención médica.
- Contusiones: se ocasionan debido a la resistencia ejercida por los huesos frente a un golpe. La herida presenta bordes irregulares. Suelen producir una hemorragia en los tejidos internos.
- Quirúrgicas: llamadas también postoperatorias, son aquellas producidas generalmente con bisturí para la reparación de tejidos o realización de intervenciones[64].

- Según el grado de contaminación se pueden clasificar en limpias, limpias-contaminadas, contaminadas o sucias-infectadas.

Estas heridas suelen ser agudas porque tienen un proceso secuencial de cicatrización; Simples, cuando no tienen destrucción, sin pérdida de tejidos y sin presencia de cuerpos extraños y limpias al realizarse de forma aséptica y siguiendo la ordenada distribución de las capas de la piel[64].

Además se suturan con materiales como hilo o grapas. En la práctica clínica diaria podrían ser también consideradas como un tipo de herida cortante, al producirse con bisturí. No obstante, se ha considerado conveniente diferenciarlas por la importancia de las mismas en el tema que se trabaja. Por último, es importante tener en cuenta la diferencia entre la herida quirúrgica simple y suturada que se infecta en días posteriores al procedimiento quirúrgico, respecto a la que proviene de una intervención quirúrgica sucia o infectada de entrada. Esta última, se deja abierta (sin suturar) para favorecer la minimización de la infección, favoreciendo la cicatrización de la herida y suturándola por tercera intención posteriormente[64].

Centrando el tema en las heridas quirúrgicas de origen postoperatorio, en una intervención quirúrgica, para poder proceder a la ruptura de la piel es importante conocer los mecanismos de curación de una herida ya que cuando se cortan los tejidos, inmediatamente actúa el sistema inmune para

iniciar su reparación. Hay tres tipos de curación:
1. Unión por primera intención: Representa la forma más sencilla de cicatrización. La piel presenta un corte limpio debido a una incisión quirúrgica o una laceración traumática. Este tipo de herida cicatriza con rapidez, debido a que no se ha producido pérdida de tejido. Se puede cerrar con puntos de sutura o grapas quirúrgicas, lo que aproxima o acerca los bordes de la misma[64].
2. Unión por segunda incisión: se produce en lesiones infectadas, por causa de un traumatismo o por la gran pérdida tisular causada, lo que no permite una buena aproximación de los bordes. Este tipo de heridas se pueden dejar abiertas, de manera que se puedan limpiar desde el fondo hasta la superficie, esto implica una curación más lenta y un riesgo más elevado de producirse una infección secundaria. El cierre de esta herida se va facilitado por una mayor contractura de la piel a causa del crecimiento de los fibroblastos que forman el tejido de granulación y refuerzan el crecimiento secundario del epitelio[64].
3. Unión por tercera intención: se realiza cuando la sutura se retrasa, cuando se intenta aislar una región infectada o tras un desbridamiento. La sutura se realiza a los 4-6 días del postoperatorio, uniendo dos superficies del tejido de granulación y dando como resultado una cicatriz más amplia y profunda[64].

Se deben tener en cuenta unas medidas generales en las heridas quirúrgicas, para ello hay que tomar una serie de precauciones, entre las que cabe destacar el importante mantenimiento de la esterilidad, cuya finalidad es evitar al máximo cualquier contaminación de la herida, mientras que donde ya está presente, su fin es evitar que se extienda a otras zonas de la lesión, a otros pacientes o incluso al personal. Para evitar la infección debemos conocer que las principales vías de contagio son las vías aéreas, la infección cruzada desde heridas de otro paciente o desde otras heridas en distinta localización del mismo paciente mediante material contaminado[64].

- Otras medidas de gran importancia que se deben tener en cuenta siempre son las siguientes:

  ☐ El uso de guantes estériles en procedimientos que requieren técnica estéril. Se deben utilizar siempre al realizar unas técnicas o procedimientos invasivos quirúrgico (riesgo biológico alto) y técnicas asépticas o estériles de enfermería/curas (riesgo biológico medio) y también cuando se manipule material estéril.

  ☐ En el caso de tener que realizar las curas de varias heridas no proceder a la retirada simultánea de todos los apósitos sucios y en caso de haber una limpia y otra sucia, primero curar la limpia y después la contaminada, cubriéndose siempre cada herida con

apósitos diferentes.
- ☐ Tener las heridas expuestas el menor tiempo posible, usar guantes limpios y estériles para cada cura y preparar el campo estéril de forma adecuada, ordenada, no pasar sobre éste los apósitos contaminados y en caso de humedecerse con alguna solución, pasar a considerarlo no estéril.
- ☐ La técnica más aséptica para la realización de curas es mediante el uso de bandejas individuales que contengan el material necesario para cada paciente, algo poco frecuente y que es sustituido por el uso de carros de curas, por lo que éstos deben estar siempre limpios, desinfectados y secos, bien organizados y con un perfecto control del material que en él se dispone, en cuanto a empaquetado y sellado del material estéril, tiempo transcurrido desde la apertura de antisépticos y pomadas y demás fungibles que puedan llegar a convertirse en un medio de cultivo[64].

- Valoración y seguimiento

El cuidado de una herida depende de la responsabilidad del personal de enfermería, así como su valoración y la aplicación del tratamiento adecuado. La observación de signos, tales como la aparición de hemorragias, exudado, dolor en la zona de la herida, mal olor o irritación de la zona circundante, indicarán los requerimientos específicos para curar cada herida y la forma en que el tratamiento debe ser aplicado, así como la necesidad de derivar esa cura para ser valorada por el profesional de medicina[64].

Los datos relevantes a la hora de valorar el estado y evolución de la herida quirúrgica son los siguientes:

- ☐ Localización.
- ☐ Antigüedad.
- ☐ Tamaño.
- ☐ Características de la herida:
  - o Tejido.
  - o Exudado.
  - o Olor.
  - o Estado de la piel perilesional.
- ☐ Dolor.
- ☐ Fase y tipo de cicatrización.
- ☐ Signos de infección.
- ☐ Limpieza:
  - o Solución.
  - o Procedimiento.

- ☐ Tratamiento.

- Frecuencia de revisiones[64].

• Limpieza de la herida.

El proceso de limpieza implica seleccionar una solución limpiadora y unos medios mecánicos para aportar dicha solución a la herida que se trata.

La solución salina estéril o suero fisiológico (0,9%) es la solución para la limpieza de heridas preferida debido a que es una solución isotónica y no interfiere con el proceso de cicatrización normal, no daña los tejidos, no causa sensibilidad o alergias y no altera la flora de la piel, lo que podría permitir el crecimiento de microorganismos más virulentos[64,65].

Lo ideal es utilizar la solución salina isotónica a temperatura de 30-35°C, puesto que el frío enlentece la cicatrización de la herida. Se recomienda no irrigar a presiones elevadas ni limpiar por arrastre para evitar lesionar el incipiente tejido de granulación[64,65].

Existen diferentes factores que influyen sobre la actividad de los antisépticos (germen sobre el que se quiere actuar, concentración del desinfectante) por lo que son necesarias unas normas o recomendaciones que garanticen su eficacia y eviten el riesgo de una mala utilización[64,65]. Cabe destacar las siguientes medidas fundamentales:

- Antes de utilizar un antiséptico en un paciente determinado, es necesario asegurarse que no es alérgico al mismo, si lo fuera, debe utilizarse un antiséptico alternativo.
- La piel debe limpiarse y secarse antes de aplicar la solución antiséptica.
- Es necesario elegir el antiséptico adecuado para cada situación, dejándolo actuar el tiempo necesario, evitando de esta manera reacciones tóxicas o favorecer la aparición de resistencias.
- Cuando haya que aplicar los antisépticos sobre unas grandes superficies, es preciso considerar su grado de absorción cutánea, dado que puede ocasionar toxicidad sistémica.
- Se debe respetar la concentración recomendada por el fabricante para los distintos antisépticos.
- Las diluciones preparadas deberán estar etiquetadas con la fecha de preparación y la de caducidad.
- No se deben mezclar antisépticos, aunque sean del mismo tipo o naturaleza.
- El antiséptico que quede en las bateas se debe desechar y no volver a introducirse en su envase original.
- Nunca debe rellenarse un envase semivacío a partir de otro.
- Los envases se mantendrán cerrados tras su uso para evitar la contaminación del mismo o del ambiente, su evaporación o los cambios en su concentración.

- Los envases opacos mantienen en mejores condiciones las diluciones de los antisépticos.
- Hay que evitar los recipientes de más de 1/2 litro de capacidad. Es más recomendable el sistema monodosis.
- El envase de antiséptico o desinfectante no debe contactar con el paciente, gasas, superficies a desinfectar u otros utensilios de cura. La solución debe verterse directamente sobre la superficie a tratar.
- El personal encargado de la utilización de los antisépticos debe estar debidamente motivado y formado, debiendo conocer los diferentes productos y procedimientos.
- Las posibles dudas sobre manipulación, concentración o indicaciones concretas deben consultarse con el Servicio de Medicina Preventiva y Salud Pública[64,65].

Existen una serie de recomendaciones generales que se pueden aplicar con respecto a los apósitos:

- Se recomienda utilizar una técnica aséptica para cambiar o retirar el vendaje de la herida quirúrgica. La técnica del vendaje aséptico es una práctica habitual y se asume que promueve la curación y previene la infección de la herida quirúrgica en los primeros momentos. Por este motivo es la técnica estándar en el manejo de las heridas postoperatorias quirúrgicas.
- Las heridas cerradas se deben cubrir con un apósito seco y estéril, con el objetivo de absorber los fluidos, evitar la contaminación con fuentes exógenas y proteger las heridas de las agresiones externas.
- Los apósitos formados por varias capas de gasa son usados directamente sobre la herida, siendo su fin proteger la lesión y absorber el exudado. En ocasiones el grosor del apósito incomoda al paciente, de la misma manera que al aplicarse directamente sobre la herida pueden levantar el lecho de ésta al retirarlo.
- Actualmente se cuenta con una gran variedad de apósitos formados por varias capas de manera que un solo apósito realiza varias funciones: Como desbridar la herida, la protege y permite la absorción del exudado, permitiendo además un mayor distanciamiento entre una cura y la siguiente[65].

8 RESUMEN

Según Virginia Henderson "La enfermera asiste al individuo sano o enfermo en la realización de actividades que contribuyen a su salud o recuperación (o a una muerte placentera) y que él llevaría a cabo sin ayuda, si tuviera la fuerza, la voluntad o el conocimiento necesario, para que adquiera la independencia lo más rápidamente posible".

Nos hemos centrado en el modelo de Virginia Henderson, ya que es uno de los modelos que presenta una mayor aceptación y aplicabilidad dentro del ámbito de la enfermería, debido a que este modelo es totalmente compatible con el proceso enfermero (PE).

Dicho modelo, pertenece a La Enfermería Humanista según lo han clasificado las teoristas, ya que considera la profesión enfermera como una ciencia y un arte. Henderson determina que la función de la enfermera consiste en la "tendencia de suplencia o ayuda" que trata sobre la realización de las acciones que el paciente no puede llevar a cabo en un determinado momento del ciclo vital (enfermedad, infancia o edad avanzada, sin olvidar, la relación de interdependencia de la enfermería con el resto de los profesionales sanitarios.

Henderson considera que la persona, tiene 14 necesidades básicas, "son necesidades vitales, y comprenden todo aquello que es esencial al ser humano para mantenerse vivo o asegurar su bienestar", nos hemos centrado en la necesidad número ocho: Mantenerse limpio e hidratado y con la piel íntegra. Esta necesidad la posee el individuo para conseguir un cuerpo aseado, tener una apariencia cuidada y mantener la piel sana, con la finalidad que esta actúe como protección contra cualquier agente externo.

Por ello, sin la piel, (órgano más extenso del cuerpo, fino y uno de los más importantes del cuerpo humano), no sería posible satisfacer esta necesidad debido a que forma parte de importantes funciones como son principalmente de protección ante factores internos (desregulación térmica) y externos (bacterias y sustancias químicas para prevenir infecciones), prevención de la deshidratación, producción de vitamina D, función de percepción sensorial, de pigmentación, entre otras.

Como hemos mencionado en otros apartados, el mundo de la piel es muy amplio y complejo, siendo fundamental que conozcamos algunas cosas de nuestra piel para poderla cuidar mejor. La piel es el órgano más expuesto a sufrir enfermedades y agresiones del exterior, por ello, es esencial conocer las tres capas estructurales de la piel, de más externa a más interna: Epidermis, Dermis e Hipodermis, y sus principales funciones.

Nos vamos a encontrar diversos factores que influyen en el mantenimiento de la higiene personal e integridad de la piel, entre ellos cabe destacar principalmente: La edad, el envejecimiento produce efectos sobre la piel como: adelgazamiento de la piel, xerosis, laxitud, arrugas y atrofia. La nutrición, estados de malnutrición impiden o retrasan el proceso natural de cicatrización, pues se altera la síntesis de colágeno y desciende la cantidad de fibroblastos, igualmente se debilita el sistema inmunitario ocasionando mayor número de infecciones, diversos problemas de salud contribuyen a la aparición de alteraciones cutáneas. Otro aspecto fundamental para la presencia de lesiones cutáneas (por ejemplo las úlceras por presión), es el inmovilismo, los pacientes encamados están expuestos a enfermedades resultantes de la hipoxia tisular que desemboca rápidamente en necrosis tisular. No debemos olvidar, que para un correcto estado de la piel e higiene corporal es necesario un entorno óptimo de cuidados, acompañándose de adecuados recursos sociales y económicos.

La valoración de piel y mucosas es esencial para determinar el riesgo que tiene un paciente de desarrollar lesiones cutáneas, es por tanto, un aspecto clave en la prevención de dichas lesiones. A medida que examinamos la piel debemos tener en cuenta diferentes factores como: la descripción y localización de la lesión, (valorando extensión, tamaño, profundidad, coloración), estudio de la piel y los tejidos circundantes (textura, turgencia, temperatura, edema), dolor (localización e irradiación). Para dicha valoración existen una serie de escalas validadas, todas ellas deben cumplir una serie de criterios tales como: Alta sensibilidad, alta especificidad, buen valor predictivo, aplicable en los diferentes contextos asistenciales y ser fácil de usar.

Las escalas de valoración más conocidas y las que se ponen en marcha en los centros de hospitalización son las siguientes: Escala de Norton, escala Emina, escala de Waterlow, escala de Braden y escala de Cubbin-Jackson.

Para el abordaje de esta necesidad de Virginia Henderson hemos desarrollado la higiene del paciente. Mantener una limpieza e higiene corporal adecuada es muy importante, ya que previene de determinadas enfermedades e infecciones, además de favorecer la convivencia en la comunidad. En cuanto a la higiene de aquellos pacientes que se encuentran encamados o en situación crítica, debemos como profesionales sanitarios marcarnos un objetivo principal: Satisfacer las necesidades de higiene brindando la mayor comodidad posible al paciente, reduciendo la colonización microbiana que favorablemente disminuye el riesgo de infecciones y valorar el estado de la piel y sus condiciones para proporcionar los cuidados adecuados y así prevenir lesiones cutáneas. El paciente necesita apoyo en el cuidado de la higiene personal, fundamentalmente cuando presenta padecimientos agudos o que esté imposibilitado para realizar movimientos. Una de las lesiones más importantes que aparece en estos enfermos son las úlceras de decúbito o por presión que suelen estar provocadas por el encamamiento prolongado.

No debemos olvidar que las enfermedades transmisibles en el entorno sanitario se encuentran entre las principales causas de muerte y de incremento de la morbilidad en pacientes hospitalizados, por ello, realizar una adecuada higiene de manos, mejora la salud de millones de personas y se ofrece una atención más segura a los pacientes.

En el abordaje de las alteraciones de la piel hemos visto diferentes tipos de lesiones cutáneas. Desarrollando el proceso de cicatrización de las heridas, la cicatrización de heridas cutáneas es un proceso complejo, el cual está formado por cuatro fases, a través de las cuales se restauran los tejidos afectados mediante el crecimiento, reparación y estimulación de éstos. Dichas fases son: fase inflamatoria, de coagulación, de regeneración o granulación y de maduración o remodelación de la herida. Dicha cicatrización de la herida puede producirse por primera, segunda o tercera intención. Además, existen una serie de factores que influyen en la cicatrización, entre ellos destacan: Factores locales (Infección, aporte sanguíneo del tejido, exudado, pH tisular, tensión de oxígeno, temperatura, deshidratación) y factores sistémicos (edad, raza, peso, nutrición e inmunidad, tabaco/alcohol, fármacos/radioterapia).

Entre las lesiones cutáneas que se han desarrollado destacan: las úlceras vasculares, definidas como lesiones con deterioro de la solución de continuidad con pérdida de sustancia, epitelio y/o conjuntivas producidas por un proceso patológico de origen vascular, donde el flujo sanguíneo se ve comprometido desembocando en isquemia del tejido. Tienen una evolución crónica y escasa o nula tendencia a la cicatrización espontánea. Las úlceras vasculares se clasifican según su etiología en: úlceras venosas (es el tipo más común de las úlceras de la pierna, se definen como una anormalidad del funcionamiento del sistema venoso causada por una incompetencia valvular, asociada o no a la obstrucción del flujo venoso) y en úlceras arteriales (son lesiones que aparecen como consecuencia de un déficit de riego sanguíneo y procesos isquémicos crónicos, siendo la causa más importante de los procesos obstructivos arteriales de las extremidades inferiores las obstrucciones ateriosclerótica).

Dentro de las lesiones de la piel hemos desarrollado también las úlceras por presión, definidas como toda lesión de la piel y/o el tejido subyacente producida cuando se ejerce una presión sobre un plano o prominencia ósea, o la presión en combinación con las fuerzas de cizalla, provocando un bloqueo del riego sanguíneo a este nivel; Como consecuencia de lo cual, se produce una degeneración rápida de los tejidos. Por último, hemos visto las quemaduras (son un tipo específico de lesión de los tejidos blandos producidos por agentes físicos, químicos, eléctricos o radiaciones), y las heridas (solución de continuidad de un tejido, generalmente la piel, producida por un agente traumático).

Hemos incluido dentro de estas lesiones mencionadas, la etiopatogenia, clasificación, epidemiología, factores de riesgo, prevención de dichas alteraciones y el correcto uso del tratamiento más adecuado en cada una de estas lesiones para proporcionar un mayor estado de bienestar al paciente en todo momento.

9 BIBLIOGRAFÍA

1. Bellido Vallejo JC, Lendínez Cobo JF. Proceso Enfermero desde el modelo de cuidados de Virginia Henderson y los Lenguajes NNN. En: Bellido Vallejo JC, Ríos Ángeles A, Fernández Salazar S. Modelo de cuidados de Virginia Henderson. Jaén: Ilustre Colegio Oficial de Enfermería de Jaén; 2010.p. 17-33.
2. Benavent MA, Francisco C, Ferrer E. Desde el origen de la enfermería hasta la disciplina enfermera. Los modelos de cuidados. en Fundamentos de Enfermería. Colección Enfermería siglo 21. Madrid: DAE; 2009
3. Porcel Gálvez A. Construcción y validación de un sistema de evaluación del nivel de dependencia para el cuidado de los pacientes hospitalizados. [tesis doctoral en Internet].Granada: Universidad de Granada; 2011. [citada 10 nov 2016]. 710 p. Disponible en: http://digibug.ugr.es/bitstream/10481/19204/1/19902578.pdf
4. Sorg H, Tilkmon DJ, Hager S, Hauser J, Mirastschijski U. Skin Wound Healing: An Update on the Current Knowledge and Concepts. Eur Surg Res. 2017; 58:81-94.
5. Almodóvar Real A, Sánchez López J, Porriño Bustamante ML, Molina Leyva A, Carriel V. Aislamiento, cultivo y aplicación clínica de los melanocitos humanos: Los melanocitos como una fuente de terapia celular. Rev. argent. Dermatol. 2014; 95(2): 01-04.
6. Guía de práctica clínica: prevención y tratamiento de las lesiones por presión. Editado por: Servicio aragonés de salud; 2013. Poner otra cosa
7. García Torres D, Castellanos González MF, Cedeño Morales R, Benet Rodríguez M, Ramírez Arteaga I. Tejido adiposo como glándula endocrina. Implicaciones fisiopatológicas. Revista Finlay.

2011; 1 (2): 1-20.
8. Póvoa Guilherme, Diniz Lucia Martins. O Sistema do Hormônio de Crescimento: interações com a pele. An. Bras. Dermatol. 2011; 86(6): 1159-1165.
9. Fontenele Fernanda Cavalcante, Pagliuca Lorita Marlena Freitag, Cardoso Maria Vera Lúcia Moreira Leitão. Cuidados com a pele do recém-nascido: análise de conceito. Esc. Anna Nery. 2012; 16(3): 480-485.
10. Alves R., Castro Esteves T., Trelles M.A.. Factores intrínsecos y extrínsecos implicados en el envejecimiento cutáneo. Cir. plást. iberolatinoam. 2013; 39(1): 89-102.
11. Kohl J, Steinbauer M, Landthaler RM, Szeimies RM.: Skin ageing. JEADV 2011;25(8):873-84.
12. Verdú J. Perdomo E. Nutrición y heridas crónicas. Serie Documentos Técnicos GNEAUP n° 12. Grupo Nacional para el Estudio y Asesoramiento en Úlceras por Presión y Heridas Crónicas. Logroño. 2011.
13. Álvarez de la Cruz C., Lorenzo González M.. Cuidados de enfermería en una población geriátrica con riesgos de úlcera por presión. Enferm. glob. 2011; 10(23): 172-182.
14. Reinke JM, Sorg H. Wound Repair and Regeneration. Eur Surg Res. 2012;49:35–43.
15. Soto Fernández Oscar, Barrios Casas Sara. Caracterización de salud, Dependencia, Inmovilidad y Riesgo de úlceras por presión de enfermos ingresados al programa de atención domiciliaria. Cienc. enferm. 2012; 18(3): 61-72.
16. Guía para la Prevención y Manejo de las UPP y Heridas Crónicas. Editado por: Ministerio de Sanidad Servicios Sociales e Igualdad. 2015.
17. Guía de práctica clínica para el cuidado de personas con úlceras por presión o riesgo de padecerlas. Editado por: Generalitat Valenciana. Consellería de Sanitat; 2012.
18. Guía de cuidados de enfermería en la prevención y tratamiento de las úlceras por presión. Editado por: Complejo Hospitalario Universitario Insular- Materno Infantil. Servicio Canario de la Salud; 2014.
19. Pancorbo Hidalgo P.L, García Fernández F.P, Soldevilla Ágreda J.J, Blasco García C. Escalas e instrumentos de valoración del riesgo de desarrollar úlceras por presión. Serie Documento técnico GNEAUPP N°11. Editado por: Grupo Nacional para el Estudio y Asesoramiento en Úlceras Por Presión y Heridas Crónicas. Logroño; 2009.
20. Pecina Leyva RM. Experiencias de los alumnos sobre la aplicación

del proceso enfermero en el área hospitalaria. 2012; 11(1):24-24.
21. Alfaro-LeFevre R. Aplicación del proceso enfermero: fomentar el cuidado en colaboración. En: Alfaro-LeFevre R. Perspectiva general del proceso enfermero. Barcelona: Elsevier Masson; 2007.p. 2-78.
22. Heather Herdman T. NANDA Internacional (2010). Diagnósticos de enfermeros: Definiciones y Clasificación. 2009-2011. Madrid: Elsevier. 2010.
23. Moorhead S, Jonson M, Maas ML, Swanson E. Clasificación de Resultados de Enfermería (NOC). Barcelona: Ed. Elsevier Mosby. 2009.
24. Bulechek, G M, Butcher H K, McCloskey J. Clasificación de Intervenciones de Enfermería (NIC). Barcelona: Ed. Elsevier Mosby. 2009.
25. Demisiones [internet]. La higiene personal. Disponible en: http://www.demisiones.com/archivos/la_higiene_personal.pdf
26. petionsalud.blogspot [internet] Higiene personal: importancia del aseo personal para la prevención de enfermedades. Junio 2016. Disponible en: http://petionsalud.blogspot.com.es/2016/06/higiene-personal-importancia-del-aseo.html
27. Tena [internet]. Manejo del paciente postrado en cama. Febrero 2015. Disponible en: http://www.tena.com.co/cuidadores/aprendiendo-a-cuidar/manejo-del-paciente-postrado-en-cama/
28. Aecc [internet]. Cuidados generales en el paciente. Actualizado en: https://www.aecc.es/SOBREELCANCER/CUIDADOSPALIATIVOS/Paginas/Cuidadosgeneralesenelpaciente.aspx
29. Pacual Gómez F, Álvarez Badillo A, Vega Torres ML, Prevención de las úlceras por presión. Colchones, cojines y protectores antiescaras. Rehabilitacion. 1999; 33:447-53.
30. Álvarez Gómez F.H. El lavado de manos. Prevención de infecciones trasmisibles. Revisión bibliográfica. Gaceta Médica Espirituana 2011; 13(1).
31. Manual de procedimientos generales de enfermería. Editado por: Hospital Universitario Virgen del Rocío. Servicio Andaluz de Salud; 2012.
32. Slideshare.net. Atención al cuidador. Higiene del paciente inmovilizado. [internet]. 2012. Disponible en: https://es.slideshare.net/Sdesalud/higiene-al-paciente-inmovilizado
33. Alberdi Ibañez Y, Dilla Velarde A, Gabiola Kalogreas MC, Moreno Martín M, Olealdecoa Ibarrondo A.I, Puertas Rotaeche N. Guía

básica de cuidados. Editado por: Osakidetza. 1ª Edición. 2013.
34. Propdental [internet]. Gingivitis. 2016. Disponible en: https://www.propdental.es/periodontitis/gingivitis/
35. Medlineplus.gov. Gingivitis. [internet]. 2008. [citado 8 Octubre 2016]. Disponible en: https://medlineplus.gov/spanish/ency/article/001056.htm
36. Muñoz Silva Carolina Andrea, Rojas Orellana Pedro Antonio, Marzuca-Nassr Gabriel Nasri. Criterios de valoración geriátrica integral en adultos mayores con dependencia moderada y severa en Centros de Atención Primaria en Chile. Rev. méd. Chile. 2015 Mayo; 143(5): 612-618.
37. Barrero Solís C.L, García Arrioja S, Ojeda Manzano A. Índice de Barthel (IB): Un instrumento esencial para la evaluación funcional y la rehabilitación. Plast & Rest Neurol 2005;4 (1-2): 81-85
38. Navarro Moya FC, Carnero Pardo C, Daponte Codina A, Del Río Urenda S, Díez De los Ríos Carrasco A, et al. Proceso Asistencial Integrado Riesgo Vascular. Editado por: Junta de Andalucía. Consejería de Salud. 1ª edición; Octubre 2010.
39. Muñoz Rodríguez A, Ballesteros Úbeda MV, Escanciano Pérez I, Polimón Olibarrieta I, Díaz Ramírez C, González Sánchez J et al. Manual de protocolos y procedimientos en el cuidado de las heridas. Editado por: Hospital Universitario de Móstoles; 2011.
40. Serra N., Palomar F., Fornes B., Capillas R., Berenguer M., Aranda J. et al. Efectividad del tratamiento de las úlceras venosas con vendaje compresivo multicapa asociado a protección de la piel perilesional con Cavilon® (película barrera no irritante). Gerokomos. 2010; 21(3): 124-130.
41. Vives Sánchez E, Colomina Rodríguez MJ, Parreño Casanova M, López Casanova P, Verdú Soriano J. Efectividad de los ácidos grasos hiperoxigenados en la prevención de las úlceras vasculares: Una revisión sistemática. Gerokomos. 2011; 22(3): 122-125.
42. Barbeito S, Barreda M, Lancianese K, Matheus C, Merheb M, Wehbe C et al. Úlceras crónicas: modelo de integración entre patología vascular, inmunológica e infecciosa. VITAE. 2011; (47): 1-18.
43. Vasudevan B. Venous leg ulcers: Pathophysiology and Classification. Indian Dermatology Online J. 2014;5(3):366-370.
44. Management of chronic venous leg ulcers A national clinical guideline. Editado por: NHS Evidence. SIGN 50. 2010.
45. Contreras Fariñas R, Ibáñez Clemente P, Roldán Valenzuela A, Torres de Castro OG. Asociación Española de Enfermería Vascular y Heridas. Guía de Práctica Clínica. Consenso sobre Úlceras Vasculares y pie diabético. Segunda Edición. Sevilla:

AEEVH. 2014.
46. Barbosa da Silva D. Guia Prático de Enfermagem para avaliação clínica de úlcera de miembros inferiores. Porto Alegro. 2014.
47. Fundación e Instituto Nacional de heridas. Manejo integral avanzado de la úlcera venosa. Santiago, Chile; 2011.
48. Guía de práctica clínica para la prevención y cuidados de las úlceras arteriales. Editado por: Servicio Andaluz de Salud. Consejería de Salud. 2009.
49. Restrepo Múnera LM, Hernández Cárdenas N, Henao Pérez J, Cadavid Velásquez LG, Jaramillo Velásquez S, Aguirre Acevedo DC. Tratamiento de la enfermedad arterial periférica de las extremidades inferiores con células mononucleares de médula ósea autólogas: reporte de seguimiento a un año. Iatreia. 2012; 25 (4): 323-333.
50. Stegensek Mejía E.M., Jiménez Mendoza A., Romero Gálvez L.E., Aparicio Aguilar A.. Úlceras por presión en diversos servicios de un hospital de segundo nivel de atención. Enferm. Univ. 2015; 12(4): 173-181.
51. Guía de práctica clínica: prevención y tratamiento de las lesiones por presión. Editado por: Servicio aragonés de salud; 2013.
52. Clasificación- categorización de las lesiones relacionadas con la dependencia. 2ª Edición. GNEAUPP. 2014.
53. Palomar Llatas F, Fornes Pujalte B, Arantón Areosa L, Rumbo Prieto JM. Diferenciación de las úlceras en pacientes encamados y con enfermedades crónicas. Influencia de la humedad, fricción, cizalla y presión. ENFERMERÍA dermatológica. 2013; (18-19): 14-25.
54. Pancorbo Hidalgo PL, García Fernández FP, Torra Bou JE, Verdú Soriano J, Soldevilla Agreda JJ. Epidemiología de las úlceras por presión en España en 2013: 4.º Estudio Nacional de Prevalencia. Gerokomos. 2014; 25(4): 162-170.
55. Gámez-Pérez, A., Arteaga-Báez, J. M., Rodríguez-Orta C., López-González, E., González-Cordero, F, Rodríguez-Rodríguez, E. Ventajas de las plaquetas alogénicas conservadas en el tratamiento de las úlceras de miembros inferiores. *Revista Cubana de Hematología, Inmunología y Hemoterapia*. 2013; *29*(1), 104-107.
56. Guía rápida de consulta para la prevención y tratamiento de las úlceras por presión. Editado por: Servicio andaluz de Salud. Consejería de Salud; 2012.
57. Esperón Güimil JA, Loureiro Rodríguez MT, Antón Fuentes VM, Rosendo Fernández JM, Pérez García I, Soldevilla Agreda JJ. Variabilidad en el abordaje de las heridas crónicas: ¿qué opinan las enfermeras?. Gerokomos. 2014; 25(4): 171-177.

58. Kearns, RD, DHA, M., Holmes IV, JH, Rich, PB, y Cairns, BA. Cuidado de quemadura térmica. Ccsme mundo. 2013; 42 (1): 43-51.
59. Riuma.uma[internet]. Resumen conferencia profesora Beatriz Villanueva asistencia de enfermería de los pacientes con quemaduras. 2014 [citado 15 Marzo 2017]. Disponible en: https://riuma.uma.es/xmlui/bitstream/handle/10630/7733/ASISTENCIA%20DE%20ENFERMERIA%20DE%20LOS%20PACIENTES%20CON%20QUEMADURAS-1.pdf?sequence=3
60. García Aguilar R. A, Díaz-Borrego Horcajo J, Pérez Boluda M.T, Martínez Torreblanca P, Pérez Santos L, et al. Guía de práctica clínica para el cuidado de personas que sufren quemaduras. Editado por: Servicio Andaluz de Salud. Consejería de Salud. Junta de Andalucía; 2011.
61. Aladro Castañeda M, Díez González. Revisión del tratamiento de las quemaduras. Revista de Seapa. 2013; 11:12-17.
62. Peñalba Citores A, Marañón Pardillo R. Tratamiento de las quemaduras en urgencias. Protocolos diagnóstico-terapéuticos de Urgencias Pediátricas SEUP-AEP; 2011. Disponible en: https://www.aeped.es/sites/default/files/documentos/tratamiento_de_las_quemaduras_en_urgencias.pdf
63. Alonso Muñoz L, Perancho Ramírez M. Actuación de enfermería en urgencias antes un paciente quemado. Hospital Universitario Príncipe de Asturias. Disponible en: http://www.codem.es/Documentos/Informaciones/Publico/9e8140e2-cec7-4df7-8af9-8843320f05ea/1531cf3e-4418-469c-88e3-8591904913b8/4261b58d-7022-4b09-b8b3-539683c3d26b/Actuacion_Enfermeria_Urgencias_Quemados_t.pdf
64. Medlineplus.gov. Cuidado de heridas quirúrgicas abiertas [internet]. 2016 [citado 25 Marzo 2017]. Disponible en: https://medlineplus.gov/spanish/ency/patientinstructions/000040.htm
65. San Martín Loyola A, Soto Ruíz M.N. (dir). Cura de heridas quirúrgicas. [trabajo fin de grado en Internet]. [Pamplona]: Universidad Pública de Navarra, 2014 [citado 27 Marzo 2017]. Disponible en: http://academicae.unavarra.es/bitstream/handle/2454/11280/AguedaSanMartinLoyola.pdf?sequence=1

10 ANEXOS

ANEXO 1. TABLA 1
Tabla 1. 14 Necesidades Básicas de Virginia Henderson.

Necesidades Básicas del Modelo Conceptual de Virginia Henderson
Respirar normalmente.
Alimentarse e hidratarse de forma adecuada.
Eliminar por todas las vías corporales.
Movilización y mantenimiento de la postura correcta.
Dormir y descansar.
Escoger la ropa adecuada, vestirse y desvestirse.
Mantener la termorregulación.
Mantenerse limpio e hidratado y con la piel íntegra.
Mantener la seguridad propia y de otros.
Comunicarse con los demás expresando sus emociones y temores.
Mantener las creencias y religión.
Trabajar y realizarse.
Actividades lúdicas y recreativas.
Aprender.

Fuente: Porcel Gálvez A. Construcción y validación de un sistema de evaluación del nivel de dependencia para el cuidado de los pacientes hospitalizados. [tesis doctoral en Internet].Granada: Universidad de Granada; 2011. [citada 10 nov 2016]. 710 p. Disponible: http:// digibug.ugr.es/bitstream/10481/19204/1/19902578.pdf

EDITOR: *Diego Molina Ruiz*

ANEXO 2. FIGURA 1

Figura 1. Capas estructurales y derivados de la piel.

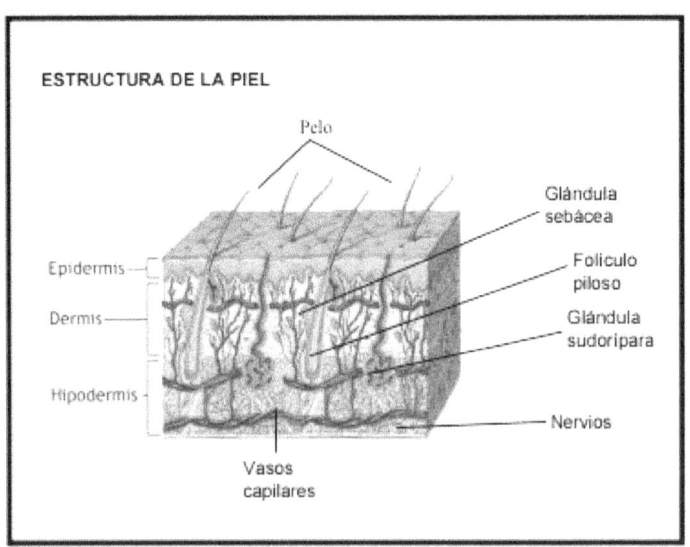

Fuente: Sorg H, Tilkmon DJ, Hager S, Hauser J, Mirastschijski U. Skin Wound Healing: An Update on the Current Knowledge and Concepts. Eur Surg Res. 2017; 58:81-94.

EDITOR: *Diego Molina Ruiz*

ANEXO 3. FIGURA 2
Figura 2. Pauta, frecuencia y posición de cambios posturales.

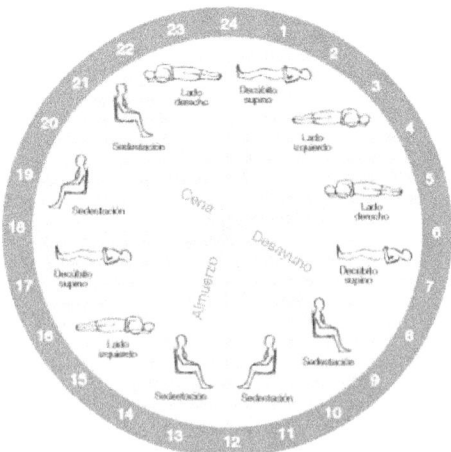

Fuente: Guía para la Prevención y Manejo de las UPP y Heridas Crónicas. Editado por: Ministerio de Sanidad Servicios Sociales e Igualdad. 2015.

EDITOR: *Diego Molina Ruiz*

ANEXO 4. TABLA 2
Tabla 2. Escala de Braden.

Percepción Sensorial	Exposición a la humedad	Actividad	Movilidad	Nutrición	Roce y peligro de lesiones
1.Completamente limitada	1.Completamente humedad	1.Encamado	1.Completamente inmóvil	1.Muy pobre	1.Problema
2. Muy limitada	2. A menudo húmedo	2.En silla	2. Muy limitada	2.Probablemente inadecuada	2. Problema potencial
3.Ligeramente limitada	3. Ocasionalmente húmeda	3. Deambula ocasionalmente	3. Ligeramente limitada	3. Adecuada	3. No existe problema
4. Sin limitaciones	4. Raramente húmeda	4. Deambula frecuentemente	4. Sin limitaciones	4. Excelente	

Fuente: Guía de cuidados de enfermería en la prevención y tratamiento de las úlceras por presión. Editado por: Complejo Hospitalario Universitario Insular- Materno Infantil. Servicio Canario de la Salud; 2014.

EDITOR: *Diego Molina Ruiz*

ANEXO 5. TABLA 3
Tabla 3. Escala de CUBBIN-JACKSON.

EDAD	PESO/ESTADO DE LOS TEJIDOS	ANTECEDENTES MÉDICOS	ESTADO DE LA PIEL	ESTADO MENTAL	MOVILIDAD
4< 40	4. Peso en la media (normal)	4. Ninguno	4. Intacta	4. Despierto y alerta	4. Deambula con ayuda
3 40-55	3. Obeso	3. Moderado	3. Piel enrojecida (riesgo de rotura)	3. Agitado/ inquieto/ confuso	3. Muy limitada/ permanece en silla
2 55-70	2. Caquéctico	2. Grave	2. Piel con rozaduras o excoriaciones (superficial)	2. Apático/ sedado pero responde a estímulos	2. Inmóvil pero tolera cambios posturales
1> 70	1. Cualquiera de los anteriores y edema	1. Muy grave	1. Necrosis/ úlcera exudativa (profunda)	1. Coma/ No responde a estímulos/ sedación y parálisis	1. No tolera movimientos / Colocado en decúbito prono
Hemodinámica	Respiración	Necesidades de oxigeno	Nutrición	Incontinencia	Higiene
4. Estable sin inótropos	4. Espontánea	4. Precisa< 40% O2. Estable al moverse	4. Dieta completa + líquidos	4. Ninguna/anuria/ con sonda vesical	4. Independiente
3. Estable con inótropos	3. Ventilación no invasiva (CPAP) / tubo en T	3. Precisa 40% - 60% O2. Estable al moverse	3. Dieta parcial/ líquidos orales/ nutrición enteral	3. Urinaria/ sudoración profusa	3. Necesita ayuda
2. Inestable sin inótropos	2. Ventilación mecánica	2. Precisa 40%- 60% O2. Gases arteriales estables pero hay desaturación al moverse	2. Nutrición parenteral	2. Fecal/ diarrea ocasional	2. Necesita mucha ayuda

1.Inestable con inótropos	1. Sin respiración en reposo	1. Precisa 60% o más. No mantiene gases arteriales/ desaturación en reposo	1. Sueroterapia IV solamente	1. Urinaria y fecal/ diarrea prolongada	1. Totalmente dependiente
RESTA 1 PUNTO		SE HA REALIZADO CIRUGÍA/ EXPLORACIONES EN LAS ÚTLIMAS 48 HORAS			
RESTA 1 PUNTO		SI PRECISA HEMODERIVADOS			
RESTA 1 PUNTO		DEBIDO A HIPOTERMIA, HASTA CALENTAMIENTO			

Fuente: Pancorbo Hidalgo P.L, García Fernández F.P, Soldevilla Ágreda J.J, Blasco García C. Escalas e instrumentos de valoración del riesgo de desarrollar úlceras por presión. Serie Documento técnico GNEAUPP N°11. Editado por: Grupo Nacional para el Estudio y Asesoramiento en Úlceras Por Presión y Heridas Crónicas. Logroño; 2009.

ANEXO 6. FIGURA 3

Figura 3. Proceso enfermero desde el modelo de cuidados de Virginia Henderson.

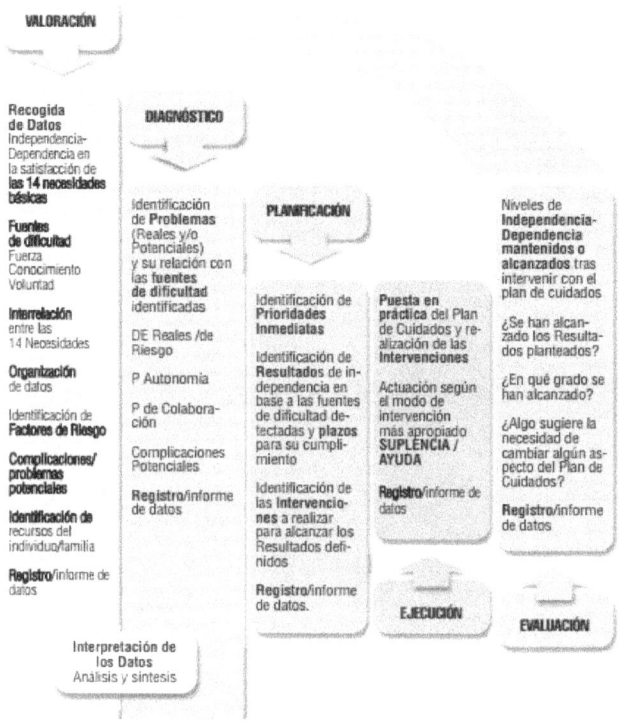

Fuente: Bellido Vallejo JC, Lendínez Cobo JF. Proceso Enfermero desde el modelo de cuidados de Virginia Henderson y los Lenguajes NNN. En: Bellido Vallejo JC, Ríos Ángeles A, Fernández Salazar S. Modelo de cuidados de Virginia Henderson. Jaén: Ilustre Colegio Oficial de Enfermería de Jaén; 2010.p. 17-33.

EDITOR: *Diego Molina Ruiz*

ANEXO 7. TABLA 4
Tabla 4. ÍNDICE DE BARTHEL

Lavarse **Baño**	- Independiente. Entra y sale solo al baño - Dependiente	5 0
Arreglarse **Aseo**	- Independiente para lavarse la cara, las manos, peinarse afeitarse, etc. - Dependiente	5 0
Vestirse	- Independiente. Se pone y quita la ropa. Se ata los zapatos .Se abotona - Necesita ayuda - Dependiente	10 5 0
Comer	- Totalmente independiente - Necesita ayuda para cortar la carne, el pan, etc. - Dependiente	10 5 0
Usar el retrete	- Independiente para ir al Wc, quitarse la ropa - Necesita ayuda para ir al Wc, pero se limpia solo - Dependiente	10 5 0
Trasladarse	- Independiente para ir del sillón a la cama - Mínima ayuda física o supervisión - Gran ayuda, pero es capaz de mantenerse sentado sin ayuda - Dependiente	15 10 5 0
Deambular	- Independiente, camina solo 50m - Necesita ayuda física o supervisión para caminar 50m - Independiente en silla de ruedas sin ayuda - Dependiente	15 10 5

		0
Escalones	- Independiente para subir y bajar escaleras - Necesita ayuda física o supervisión - Dependiente	10 5 0
Micción	- Continente o es capaz de cuidarse de la sonda - Ocasionalmente, tiene un episodio de incontinencia cada 24h como máx, o precisa ayuda para la sonda - Incontinente	10 5 0
Deposiciones	- Continente - Ocasionalmente algún episodio de incontinencia o precisa ayuda para lavativas - Incontinente	10 5 0

Fuente: Barrero Solís C.L, García Arrioja S, Ojeda Manzano A. Índice de Barthel (IB): Un instrumento esencial para la evaluación funcional y la rehabilitación. Plast & Rest Neurol 2005;4 (1-2): 81-85

ANEXO 8. FIGURA 4
Figura 4. Proceso de cicatrización de heridas.

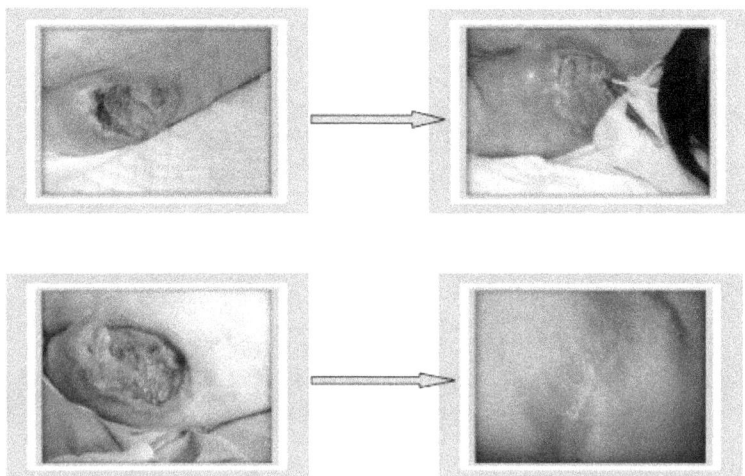

Fuente: Muñoz Rodríguez A, Ballesteros Úbeda MV, Escanciano Pérez I, Polimón Olibarrieta I, Díaz Ramírez C, González Sánchez J et al. MANUAL DE PROTOCOLOS Y PROCEDIMIENTOS EN EL CUIDADO DE LAS HERIDAS. Editado por: Hospital Universitario de Móstoles; 2011.

EDITOR: *Diego Molina Ruiz*

ANEXO 9. TABLA 5
Tabla 5. Clasificación de Fontaine

Clasificación de Fontaine
GRADO I Lesiones angiográficas sin sintomatología.
GRADO II *Grado II a* Claudicación tras más de 150 metros en llano.
Grado II b Claudicación tras menos de 150 metros en llano.
GRADO III Dolor en reposo.
GRADO IV Lesiones isquémicas: tróficas, gangrenosas, etc.

Fuente: Guía de práctica clínica para la prevención y cuidados de las úlceras arteriales. Editado por: Servicio Andaluz de Salud. Consejería de Salud. 2009.

EDITOR: *Diego Molina Ruiz*

ANEXO 10. TABLA 6.
Tabla 6. Materiales y productos para tratamiento local de úlceras arteriales según su evolución.

PRODUCTO	INDICADORES
Ácidos grasos hiperoxigenados (leche)	Prevención de ulceras arteriales
Antisépticos	Eliminación de microorganismos patógenos o inactivación de los virus, sobre tejidos vivos. No tienen actividad selectiva ya que eliminan todo tipo de gérmenes. Pueden ser citotóxicas, por lo que su uso sistemático en la limpieza y tratamiento de heridas crónicas, no se recomienda, debiendo valorar siempre el riesgo - beneficio.
Apósito de plata	Lesiones con signos de colonización crítica o infección (Primera opción). Existen diferentes presentaciones: sola o combinada con otros productos (espumas, carbón o hidrofibras).
Apósito de espuma de poliuretano (hidrocelulares o hidropoliméricos)	Lesiones superficiales o profundas (asociado a otros productos que rellenen la cavidad), especialmente si existe exudado moderado - abundante y para las lesiones sobre prominencias óseas o sometidas a presión.
Apósito de hidrofibra	Lesiones exudativas y profundas.
Colagenasa	Desbridamiento enzimático.
Cremas hidratantes / emolientes	Hidratación de la pie
Hidrogeles	Lesiones poco exudativas. Desbridamiento autolítico y ayuda del enzimático si se asocia a colagenasa.
Películas de poliuretano transparente	Protección de la piel perilesional.
Soluciones limpiadoras	Limpieza de las lesiones, como suero fisiológico o agua susceptible de ser bebida

Fuente: Guía de práctica clínica para la prevención y cuidados de las úlceras arteriales. Editado por: Servicio Andaluz de Salud. Consejería de Salud. 2009.

EDITOR: *Diego Molina Ruiz*

ANEXO 11. FIGURA 5
Figura 5. Localizaciones más frecuentes de las UPP

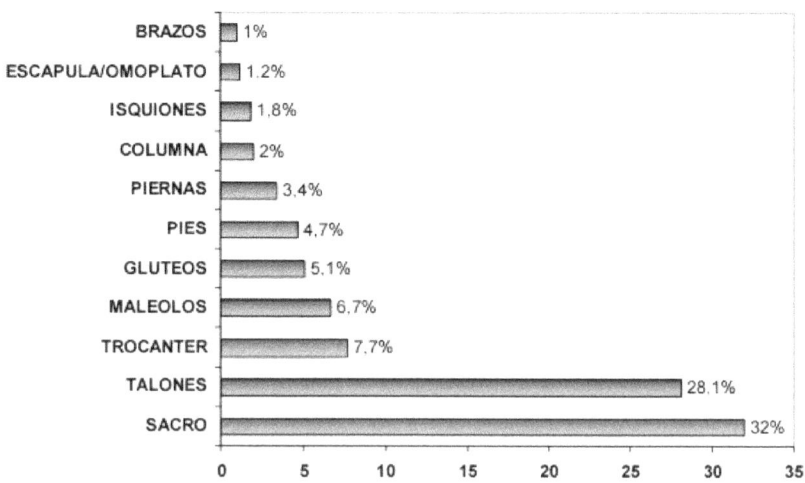

Fuente: Guía para la Prevención y Manejo de las UPP y Heridas Crónicas. Editado por: Ministerio de Sanidad Servicios Sociales e Igualdad. 2015.

EDITOR: *Diego Molina Ruiz*

SOBRE EL EDITOR

DIEGO MOLINA RUIZ, Puertollano (Ciudad Real), 15 de Febrero de 1959.

Formación académica

Licenciado en Enfermería. Universidad Hogeschool Zeeland (Holanda) 2002. Especialista en Enfermería Médico-Quirúrgica. Master en Ciencias de la Enfermería. Universidad de Huelva. Diploma de Estudios Avanzados en Medicina Preventiva y Salud Pública, Universidad de Huelva.

Lugar de trabajo

Enfermero Comunitario UGC Gibraleón del Distrito Sanitario Huelva Costa Condado Campiña.

Profesor asociado Departamento de Enfermería, Universidad de Huelva.

Experiencia previa

Autor y Editor de editorial especializada CC SS. Enfo Ediciones, FUDEN, Madrid.

Como docente ha impartido los Módulos 6 sobre Técnicas de Resonancia Magnética y 7 sobre Técnicas de asistencia en Exploraciones Ecográficas del Curso de Formación Profesional Ocupacional "Técnico en Radiodiagnóstico" con Expediente 98/2005/J/221 y N° 21 – 15, de la Consejería de Empleo de la Junta de Andalucía, con un total de 250 horas docentes.

Desde 2006 desarrolla labor docente como profesor asociado en la Universidad de Huelva.

EDITOR: *Diego Molina Ruiz*

Experiencia investigadora

- **Líneas de investigación:** Salud Laboral, Atención Primaria, Preanalítica, Salud Mental.

- **Participación en proyectos de investigación**
  - Investigador colaborador en el proyecto FIS 12/ 1099.
  - En la actualidad participa en un proyecto de investigación en salud FIS.

- **Participación en proyectos editoriales**

    Más de 40 artículos publicados en revistas de enfermería y biomédicas, nacionales e internacionales. Más de 65 capítulos de libros y más de 60 libros como autor y editor.

Otros méritos

Miembro del Comité de Ética Asistencial de Huelva.

SOBRE LAS AUTORAS

INMACULADA CANTERO CORREDOR La Carolina (Jaén), 20 de Diciembre de 1990.

Formación académica

- Diplomada Universitaria en Enfermería (DUE). Universidad de Huelva. 2008-2011.

- Máster de cuidados integrales de enfermería en situaciones críticas y urgencias en el adulto. Universidad de Málaga. 2011-2013.

- Experto Universitario en salud, demografía y sociedad en la población anciana. Universidad Nacional de Educación a Distancia. UNED. 2013.

- Máster en farmacoterapia para enfermería. Universidad de Valencia. 2016.

Experiencia profesional

- DUE Hospital San Agustín, Linares (Jaén). Diciembre 2016.

- DUE Atención Primaria y Dispositivo de Cuidados Críticos y Urgencias (DCCU) en ZBS de Arjona (Jaén). Julio y agosto 2016.

- DUE Residencia de ancianos Los Olivares, La Carolina (Jaén). Julio 2016.

- DUE Hospital Comarcal San Juan del Cruz, Úbeda (Jaén). Diciembre 2015 y Enero 2016.

- DUE Atención Primaria y DCCU en ZBS Santisteban del Puerto (Jaén). Julio, Agosto de 2015.

- DUE en Ayuntamiento de La Carolina (Jaén). Desde Octubre de 2014 hasta Abril de 2015.

- DUE Hospital Comarcal La Inmaculada, Huércal-Overa (Almería). Julio, agosto y Septiembre de 2014.

EDITOR: *Diego Molina Ruiz*

Experiencia investigadora

Líneas de investigación: salud mental, hipertensión arterial, riesgo vascular, bioética.

- **Participación en proyectos de investigación:**

    ☐ Casos clínicos y comunicaciones orales en la Sociedad Andaluza de Hipertensión Arterial y Riesgo Vascular (SAHTA).2016.

    ☐ Comunicaciones escritas en el IV encuentro de Enfermería de Salud Mental de Andalucía. 2016.

    ☐ Comunicaciones escritas en Congreso Internacional Neumosur.

    ☐ Comunicaciones escritas en Congreso Internacional FUNCIDEN.

    ☐ Comunicaciones escritas en Congreso Nacional FEAFES, (Huelva).

    ☐ Comunicaciones escritas en I Congreso Internacional de Bioética en Ciencias de la Salud.

- **Participación en proyectos editoriales:**

Autora del libro Intimidad y confidencialidad en el ámbito hospitalario, (Libro impreso). Editado por Molina Moreno Editores. Con ISBN-13: 978-1546578888, en Primera Edición de 5 de Mayo de 2017.

_____._____

Verónica Carrasco Orta. Puebla de Guzmán (Huelva), 25 de Julio de 1995.

Formación académica

-Técnico Higiene Bucodental (FP Grado Superior) I.E.S Los Viveros (Sevilla) 2014-2015.

-Técnico Auxiliar de Enfermería (FP Grado Medio) Sagrado Corazón de Jesús (Huelva) 2013-2014.

CURSOS:

-Curso Formación sobre la discapacidad.

-Curso Nutrición y dietética.

-Curso Situaciones Clínicas en medicina oral: Xerostomía, Micosis y Halitosis.

-Curso Claves en el manejo de los pacientes especiales en la clínica dental.

Experiencia profesional

-Higienista bucodental en Clínica DentalPasca (Sevilla) 2015

-Higienista bucodental en Clínica Boccio (Huelva) 2016 – Actualmente.

Participación en proyecto editorial

-Notas sobre las 14 Necesidades de Virginia Henderson, en ediciones sapientiaEd.

EDITOR: *Diego Molina Ruiz*

TÍTULOS DE LA COLECCIÓN
Notas sobre las 14 Necesidades de Virginia Henderson (14 Libros)

Libro 1: **RESPIRACIÓN.** Necesidad de Respiración. Vol. 1
Libro 2: **ALIMENTACIÓN.** Necesidad de Alimentación. Vol. 2
Libro 3: **ELIMINACIÓN.** Necesidad de Eliminación. Vol. 3
Libro 4: **MOVIMIENTO.** Necesidad de Movimiento. Vol. 4
Libro 5: **SUEÑO Y DESCANSO.** Necesidad de Sueño y Descanso. Vol. 5
Libro 6: **ARREGLO PERSONAL.** Necesidad de Arreglo Personal. Vol. 6
Libro 7: **TEMPERATURA.** Necesidad de Temperatura. Vol. 7
Libro 8: **HIGIENE.** Necesidad de Higiene. Vol. 8
Libro 9: **SEGURIDAD.** Necesidad de Seguridad. Vol. 9
Libro 10: **COMUNICACIÓN.** Necesidad de Comunicación. Vol. 10
Libro 11: **CREENCIAS.** Necesidad de Creencias. Vol. 11
Libro 12: **CRECIMIENTO PERSONAL.** Necesidad de Crecimiento Personal. Vol. 12
Libro 13: **ENTRETENIMIENTO.** Necesidad de Entretenimiento. Vol. 13
Libro 14: **APRENDIZAJE.** Necesidad de Aprendizaje. Vol. 14

EDITOR: *Diego Molina Ruiz*

Diego Molina Ruiz es ante todo un estudioso de los temas Socio-Sanitarios de actualidad. Autor y editor de diversos libros científico-técnicos relacionados con la salud y el medio ambiente.

En la actualidad trabaja para el Servicio Andaluz de Salud y como profesor de la Universidad de Huelva, donde participa como investigador de proyectos del Fondo de Investigaciones Sanitarias (FIS).

Nota del Editor:

Para poder atender cualquier consulta relacionada con el presente libro o bien con la colección a la que pertenece, quedo en todo momento a disposición de todos los lectores en la siguiente dirección de correo electrónico:

molina.moreno.editores@gmail.com

Edición impresa en papel y ebook disponible en:

www.amazon.com y www.amazon.es

EDITOR: *Diego Molina Ruiz*

Copyright © 2017 Diego Molina Ruiz (Editor)

Edita: sapientiaEd diegomolinaruiz@gmail.com

Coordinadora Editorial: Alba Flores Reyes

Diseño de portada: Diego Molina Ruiz

Imagen de portada: María López Zapata

Título del Libro: Necesidad de Higiene

Libro número 8

Serie: Notas sobre las 14 Necesidades de Virginia Henderson

Primera edición: 09/09/2017

N° de páginas: 140

Autora: Inmaculada Cantero Corredor

Autora: Verónica Carrasco Orta

All rights reserved / Todos los derechos reservados

ISBN-10: 1976557763
ISBN-13: 978-1976557767

Edición impresa en papel y ebook disponible en:
www.amazon.com y www.amazon.es

Todos los derechos reservados. Este libro o cualquiera de sus partes no podrán ser reproducidos ni archivados en sistemas recuperables, ni transmitidos en ninguna forma o por ningún medio, ya sean mecánicos o electrónicos, fotocopiadoras, grabaciones o cualquier otro sin el permiso previo de los titulares del Copyright. Las imágenes han sido cedidas por los autores y se prohíbe la reproducción total o parcial de las mismas.

www.ingramcontent.com/pod-product-compliance
Lightning Source LLC
Chambersburg PA
CBHW070249230526
45470CB00002B/534